山西医科大学第二医院

呼吸与危重症医学科

病例精解

总主编 李 保 赵长青

主 编 赵 卉 叶 露 李建强

副主编 （按姓氏笔画排序）

　　　　刘 岱 李平平 李瑞娜 陈俊艳 郅淑引

　　　　程二菁

编 委 （按姓氏笔画排序）

　　　　丁 荣 邓艳华 刘晓红 苏 锐 杨 光

U0333573

科学技术文献出版社

SCIENTIFIC AND TECHNICAL DOCUMENTATION PRESS

·北京·

图书在版编目（CIP）数据

山西医科大学第二医院呼吸与危重症医学科病例精解/赵卉，叶露，李建强主编. —北京：科学技术文献出版社，2022.4

ISBN 978-7-5189-8929-4

Ⅰ.①山… Ⅱ.①赵… ②叶… ③李… Ⅲ.①呼吸系统疾病—险症—病案 Ⅳ.①R560.597

中国版本图书馆 CIP 数据核字（2022）第 017466 号

山西医科大学第二医院呼吸与危重症医学科病例精解

策划编辑：胡　丹　　责任编辑：石敏杰　　责任校对：张吲哚　　责任出版：张志平

出　版　者	科学技术文献出版社	
地　　　址	北京市复兴路 15 号　邮编　100038	
编　务　部	（010）58882938，58882087（传真）	
发　行　部	（010）58882868，58882870（传真）	
邮　购　部	（010）58882873	
官 方 网 址	www.stdp.com.cn	
发　行　者	科学技术文献出版社发行　全国各地新华书店经销	
印　刷　者	北京地大彩印有限公司	
版　　　次	2022 年 4 月第 1 版　2022 年 4 月第 1 次印刷	
开　　　本	787×1092　1/16	
字　　　数	136 千	
印　　　张	12	
书　　　号	ISBN 978-7-5189-8929-4	
定　　　价	98.00 元	

主 编 简 介

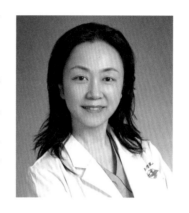

赵卉，山西医科大学第二医院呼吸与危重症医学科科主任，党支部书记，山西医科大学第二医院内科基地教学主任。主任医师，医学博士，美国哈佛医学院 BI 医学中心博士后，教授，博士生导师，硕士生导师。山西省卫生健康委防控新冠核心专家组成员，山西省干部保健委员会保健专家，抗击新冠肺炎疫情全国三八红旗手，山西省学术技术带头人、山西省临床高端领军人才，山西省青年科研专家，山西省卫生健康领域"三晋英才"拔尖骨干人才。山西省医学会呼吸病学专业委员会候任主任委员，山西省专家学者协会医学分会呼吸与危重症医学专业委员会主任委员，山西省预防医学会呼吸病预防与控制专业委员会副主任委员，山西省医师协会呼吸医师分会副主任委员，中华医学会呼吸病学分会呼吸治疗学组委员，中国康复医学会重症康复专业委员会委员，中国戒烟联盟理事会理事，山西省慢阻肺联盟常委，山西省青年科技工作者协会常务理事。共发表论文50余篇，其中被SCI收录近20篇，曾获山西省优秀论文一等奖。先后主持中央引领地方科研项目1项，省级科研项目10余项，出版学术专著3部。获山西省科技进步奖二等奖3项、三等奖2项，国家发明专利3项。擅长呼吸慢病、感染、间质性肺疾病、肺部肿瘤的诊治。

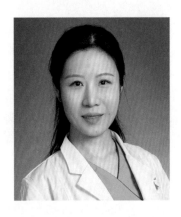

　　叶露，山西医科大学第二医院呼吸与危重症医学科副主任医师，医学博士。山西省专家学者协会医学分会呼吸与危重症医学专业委员会总干事，青委会副主任委员，山西省医学会呼吸病学专业委员会青委会副主任委员，山西省医师协会慢阻肺学组成员，山西省预防医学会呼吸病预防与控制专业委员会委员，山西省卫生健康领域"三晋英才"青年优秀人才。主要研究领域为呼吸系统感染性疾病、细菌耐药、肺部菌群影响因素及调控等。

主 编 简 介

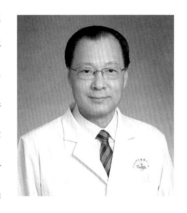

　　李建强，山西医科大学第二医院呼吸与危重症医学科主任医师，特聘顾问，教授，博士后导师，博士生导师，硕士生导师，享受国务院政府特殊津贴专家，呼吸与危重症医学科学科带头人。中国医师协会呼吸医师分会危重症医学工作委员会委员，中华医学会呼吸病学分会第十届委员会慢性阻塞性肺疾病学组委员，山西省预防医学会呼吸病预防与控制专业委员会主任委员，山西省医师协会呼吸医师分会副会长，山西省医学会呼吸病学专业委员会副主任委员，山西省老年医学学会常务理事，呼吸分会副主任委员。中共山西省委联系的高级专家，山西省重点学科首席专家，山西省跨世纪呼吸专业学科带头人，山西省突发公共卫生事件专家咨询委员会专家。获第五届山西省青年科技奖并获得优秀青年科技工作者称号，获全国五一劳动奖章。获山西省科技进步奖二等奖6次（以第一完成人获得1次）、科技进步奖三等奖1次及自然科学类三等奖1次，获授权专利3项，发表SCI收录论文10余篇，国家级论文百余篇，主持省级科研项目10余项，出版学术专著6部。擅长呼吸慢病、感染、间质性肺疾病、肺部肿瘤的诊治。

序

　　医疗技术的突飞猛进和交叉融合给健康带来了福音，大数据和人工智能的开发利用把医疗技术推向一个以往难以企及，但如今却可能成为现实的时代。随着这些新理念、新技术的落地，医疗健康日益受到人们的重视。毋庸置疑，这些技术都是借助医务人员的智慧与汗水，通过一个个具体的案例完成的。如果能把这些案例加以归类、总结、提炼和升华，那么这些案例将不再仅仅是存在于医院病案室的档案，而是可以借助出版平台进一步传播，让更多的临床医师快速掌握疾病的诊疗思路、提高诊疗水平的阶梯。如此，原本局限于某家医院某个科室的一个案例，完全有可能通过多层次大范围的链接，延伸为可供临床借鉴和参考的范例，最大限度地发挥其示范效应，最终使患者获得最大的受益，即临床治疗的效果。这一实践也正好符合分级诊疗和医疗资源下沉的顶层设计。

　　随着诊疗技术的发展和对疾病诊疗精准化的要求越来越高，专业的划分也越来越细，因此一本书中难以包罗万象。我们以丛书的形式，将临床多个学科的案例进行分门别类的梳理，以便最大限度地展示相关学科精彩纷呈的工作。阅读这套丛书，读者会从另一个侧面感受到医务人员鲜为人知的故事，比如为了开展一项新技术，如何呕心沥血，千里迢迢甚至远涉重洋，学习交流取经；为了治疗一种复杂疾病，如何组织多学科协作公关等。有时风平浪静，有时惊涛骇浪，无论遇到什么情况，作为实施医疗工作的一线人员，总是犹如千里走单骑，又犹如弹奏钢琴曲，可谓剑胆琴心。

这套丛书的一个亮点是按照病历摘要、病例分析和病例点评的编排体系，把每个病例按照临床实践中三级医师负责制的实际工作场景真实地予以再现，从中可以看到专业理论、医疗技术、临床思维有机结合的精彩画面。这样编排的好处是有利于临床医师和有一定文化背景的非专业人士，对某一疾病透过现象看本质，从疾病的主诉入手，利用现有的和可以进一步检查得到的资料，由浅入深，由此及彼，最终获得规律性的素材，据此抽丝剥茧，通过逻辑推断，获得正确的认识和结论，即临床诊断；接下来进行相关的个性化治疗，为广大患者造福。可以毫不夸张地讲，疾病诊断和治疗的过程有时候丝毫不亚于福尔摩斯对复杂案例的侦探和破解。

值此山西医科大学第二医院百年华诞之际，我们策划出版《山西医科大学第二医院病例精解》系列丛书，通过病例这个媒介，记录下我们医院百年来各科室的优秀学术思想和成果。如果把一个个的案例比作鲜花丛中的一朵朵蓓蕾的话，那么该系列丛书必将喷薄出醉人的芳香，将为实现人人健康、全民健康、全程健康的顶层设计做出贡献。

李保 赵长青

二〇一九年一月十九日

前　言

　　近年来，我国健康领域发展取得了显著成就，医疗卫生服务体系日益健全，人民健康水平和身体素质均持续提高，呼吸与危重症医学科也得到了长足的发展。

　　然而，我们也面临新的挑战。随着人口老龄化、新型呼吸道病毒威胁等诸多问题，呼吸系统疾病负担仍较重，防治措施相对不足。且新的问题不断涌现，如免疫功能不全者合并肺部条件致病菌感染、特殊病原体感染、新型抗肿瘤药物的选择及如何处理其不良反应等。因地区发展不均衡，传统的呼吸道慢性疾病的诊断和处理方案在不同地区、不同医院也不尽相同。因此，只有不断和本领域学者及同道相互交流分享，才能取长补短，互通有无。

　　本书所选取的病例内容为山西医科大学第二医院呼吸与危重症医学科在近年来的临床工作中所经历的真实病例及诊治经验。既包括肺部肿瘤、慢性阻塞性肺疾病、支气管哮喘、支气管扩张、睡眠呼吸问题等呼吸科常见疾病，也包括一些不太常见的疑难病例。作者围绕接诊时患者主诉、初步体格检查、实验室及辅助检查、初步诊断、初始治疗方案、治疗过程中病情的变化和方案的调整、患者结局等展开内容，并在病例后总结了诊疗经验和心得体会。我们还选取了几例呼吸重症监护室收治的危重症病例及诊疗心得，着重为读者展现了经治医师的诊疗思路。本书旨在锻炼我国医学生、中青年医师及基层医师的临床思维，提高分析及研判患者病情的能力。

本书的作者包括有坚实理论基础和丰富实践经验的呼吸与危重症医学学科的资深专家，还包括一批年富力强、思想活跃、脚踏实地的中青年骨干医师，他们通过在临床一线接诊和管理患者，分析患者病情，总结经验，最后凝练治疗理念精华，为本书编写倾注了大量的心血。在此对参与本书编写的同道表示衷心的感谢。

　　我们希望中青年医师及基层医师能通过阅读本书来开阔思路，切实解决在临床工作中遇见的问题。我们也希望为高年资医师提供一点借鉴。当然，在编写的过程中，由于编写时间仓促，加之编者水平有限，我们也肯定存在一些思虑不周之处，在此也恳请广大读者朋友不吝赐教，批评指正。

赵　卉

2022 年 7 月 26 日

目 录

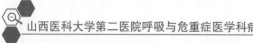

001
慢性阻塞性肺疾病
急性加重1例

病历摘要

患者，男性，63岁，已婚，主因"咳嗽、咳痰伴胸憋、气紧20年，加重10天"入院。

[现病史] 患者1999年开始出现间断咳嗽、咳痰，为白色少量黏痰，不易咳出，伴胸憋、气紧，多于晨起发作，每次持续数分钟至数十分钟，体力活动不受限，夜间平卧休息，无夜间阵发性呼吸困难，无夜间端坐呼吸，未予重视。后上述症状间断发作，多于冬春季加重，加重时咳黄色黏痰，自行口服药物（具体不详），治疗效果欠佳；咳嗽、咳痰时间逐渐延长，活动耐力逐渐下降。2019年3月20日受凉后出现咳嗽、咳痰，伴胸憋、气紧加重，活动后明显加重，夜间不能平卧入睡，就诊于当地医院，给予抗感染、祛

痰、雾化对症治疗，咳嗽、咳痰明显好转，胸憋、气紧缓解不明显。3 月 28 日就诊于我院呼吸科门诊行相关化验及检查后，考虑"慢性支气管炎急性加重，阻塞性肺气肿"，建议住院治疗。今为明确诊治入住我科。自发病以来，精神、食欲尚可，睡眠欠佳，大小便正常，体重未见明显减轻。

[既往史]　既往长期吸烟，约 30 包/年。

[体格检查]　体温 36.3 ℃，脉搏 80 次/分，呼吸 26 次/分，血压 146/92 mmHg。发育正常，急性面容，神清语利，查体合作，全身皮肤、黏膜未见黄染、出血点，全身浅表淋巴结未触及明显肿大，桶状胸，肺间隙稍增宽，双肺散在喘鸣音，未闻及湿性啰音。心率 84 次/分，律齐，各瓣膜听诊区未闻及病理性杂音，腹软，无压痛，无反跳痛，肝、脾肋下未触及，双下肢无水肿。

[辅助检查]　入院血气分析：pH 7.39，PCO_2 50.4 mmHg，PO_2 51.3 mmHg，SO_2 87.6%，HCO_3^- 28.5 mmol/L，K^+ 3.8 mmol/L，Na^+ 143 mmol/L，Cl^- 105 mmol/L。

初步诊断：慢性支气管炎急性发作，阻塞性肺气肿，双肺肺大疱。

入院后给予间断吸氧、抗感染、扩张气道、祛痰、抗氧化等对症支持治疗。

入院后复查血气分析：PCO_2 47.3 mmHg，PO_2 81.0 mmHg，K^+ 3.33 mmol/L。化验血常规：WBC 8.84×10^9/L，Hb 163.0 g/L，PLT 190.00×10^9/L，MO 0.76×10^9/L，NE 6.82×10^9/L，NE% 77.20%。C 反应蛋白（C-reactive protein，CRP）26.2 mg/L；尿常规、红细胞沉降率（erythrocyte sedimentation rate，ESR）均正常。

完善肺功能检查：极重度混合性通气功能障碍，肺弥散功能显著减退。扩张前：一秒用力呼气容积/用力肺活量（forced vital capacity rate of one second/forced vital capacity，FEV$_1$/FVC）35.24%，FEV$_1$ 前/预 21.8%；扩张后，吸入特布他林雾化液后 FEV$_1$/FVC 36.49%，FEV$_1$ 后/预 23.7%，FEV$_1$ 8.82%，扩张试验(－)。

胸部 CT：左肺上叶下舌段炎症，建议治疗后复查；右肺上叶结节病变，建议定期复查；双肺肺气肿，双肺上叶肺大疱。心电图：窦性心律，心电轴正常；不完全性右束支传导阻滞，T 波异常，心电图不正常。心脏彩超：主动脉瓣口少量反流，左室舒张功能减低，左室收缩功能正常。腹部超声回报：脂肪肝。

［最终诊断］　慢性阻塞性肺疾病急性加重（极重度），Ⅱ型呼吸衰竭，脂肪肝。

［治疗］　予头孢他啶联合依替米星抗感染治疗 11 天，并辅以氨溴索祛痰、多索茶碱平喘，规律雾化、持续低流量吸氧，胸腺法新增强抵抗力，以及对症支持治疗，后好转出院。

院外规律吸入噻托溴铵粉吸入剂 1 吸、吸入 1 次/晚，沙美特罗替卡松吸入剂 1 吸、吸入 2 次/天；乙酰半胱氨酸泡腾片 600 mg、泡水喝 2 次/天；茶碱缓释片 0.1 g、口服 2 次/天。

病例分析

该患者为中老年男性，有长期抽烟史，以慢性咳嗽、咳痰伴活动后气紧为主要表现，完善肺功能检查提示存在气流受限，符合慢性阻塞性肺疾病（chronic obstructive pulmonary disease，COPD）的诊断。反复感染为 COPD 急性加重的主要原因。因此该类患者需积极预防感染，同时注意 COPD 稳定期的规范治疗，维持肺功能的稳定，避免急性加重。

🔲 病例点评

  COPD 是呼吸科常见病、多发病，致残率、致死率高，患者常有多年吸烟史，其诊断有赖于肺功能检查。慢性阻塞性肺疾病急性加重（acute exacerbation of chronic obstructive pulmonary disease, AECOPD）是 COPD 患者住院的主要原因，其治疗目标是使本次急性加重的影响最小化，并预防再次急性加重的发生。因此，COPD 稳定期院外的长期治疗及随访至关重要。

002
慢性阻塞性肺疾病 1 例

病历摘要

　　患者，男性，79 岁，主因"咳嗽、咳痰 16 年，气短 9 年，加重 10 天"于 2018 年 3 月 5 日入院。

　　[现病史]　患者 2002 年冬季开始出现间断咳嗽、咳痰，为白色黏痰，量少，易咳出，不伴胸憋、胸痛、气短及咯血，未重视及治疗。此后上诉症状间断出现，每年均有发作，秋冬季节及感冒时加重，每年持续 3 个月，多次就诊于社区医院，抗感染治疗后好转。2009 年出现活动后气短，走路后或爬楼梯时明显，休息后可缓解，不伴胸痛、心悸及乏力，日常活动不受影响，未重视。2012 年 1 月上诉症状加重，3 月就诊于我院，明确诊断为"慢性阻塞性肺疾病急性加重，Ⅱ 型呼吸衰竭"，予抗感染、祛痰、平喘等治疗后

好转出院。院外长期家庭氧疗，规律口服氨茶碱，吸入信必可都保、噻托溴铵粉吸入剂，症状控制可。多次因气短加重于我院治疗，症状好转后出院。10 天前气短加重，口服中药治疗（具体不详），稍有好转，今晨气短加重，喘息明显，不能活动及平卧休息，为求进一步诊治入住我科。病程中无发热、盗汗、胸闷、胸痛、心悸、头痛、头晕、恶心、呕吐、腹痛、腹泻等。发病以来，精神、食欲、睡眠欠佳，进食量约为平时的 2/3，大便基本正常，小便长期尿管引流，体重无明显下降。

[既往史] 1984 年行阑尾切除术。2012 年 3 月于我院诊断"前列腺增生症"；2015 年 4 月于我院诊断"双眼白内障"；2016 年 1 月 16 日于我院行膀胱穿刺造瘘术。否认高血压、冠心病、糖尿病病史，否认肝炎、结核等传染病史，否认输血史，否认食物、药物过敏史。

[个人史] 生长于太原，未到过疫区，无有害及放射物质接触史，目前已退休，吸烟 40 余年，最多时 60 支/天，现 5～15 支/天，无饮酒、药物等嗜好，无冶游史。

[体格检查] 神志清楚，喘息貌，言语欠流利，对答切题，查体合作。皮肤、黏膜无黄染，全身浅表淋巴结未触及肿大，口唇发绀，咽红，扁桃体无肿大，甲状腺未触及肿大，颈静脉无充盈；桶状胸，吸气可见三凹征，双肺呼吸动度一致，节律规整，肋间隙增宽，肋骨走行变平，双肺语颤减弱，未触及胸膜摩擦感，双肺叩诊过清音，双肺呼吸音弱，双肺满布呼气相细小哮鸣音。心率 92 次/分，律不齐，可闻及期前收缩，各瓣膜听诊区未闻及病理性杂音。腹软，无压痛、反跳痛、肌紧张，肝、脾肋下未触及，移动性浊音阴性，下腹部留置膀胱造瘘管，肠鸣音 4 次/分。双下肢无水肿。

[辅助检查] 血气分析：pH 7.31，PO_2 85 mmHg，PCO_2 62 mmHg，

笔记

好

SO_2 96%。血常规：WBC 6.88×10^9/L，RBC 5.68×10^{12}/L，Hb 175 g/L，PLT 206×10^9/L，N% 90.20%。肺四项：B型钠尿肽 724.48 ng/mL；余化验未见明显异常。痰培养：铜绿假单胞菌（+）。尿常规：尿潜血（+），白细胞（+++），镜检白细胞 12～15 个/HP；生化：白蛋白 36.6 g/L，二氧化碳结合力 32.9 mmol/L，余指标在正常范围。

心电图：窦性心律、房性期前收缩（单发）、ST-T 异常、Q-T 间期延长。胸部 CT：肺气肿，双侧胸腔积液；腹部彩超：肝、胆、胰、脾、双肾未见明显异常。心脏彩超：三尖瓣轻度关闭不全、心包积液（微量）、左室松弛性减低、左室收缩功能正常。

[诊断]　慢性阻塞性肺疾病。

[治疗]　予吸氧、雾化、抗感染、利尿、解痉平喘、呼吸兴奋剂等治疗。

病例分析

定义：慢性阻塞性肺疾病是可以预防和治疗的常见疾病，以持续性呼吸道症状和气流受限为特征，由显著暴露于有害颗粒物或气体造成的气道和（或）肺泡异常引起。2017 年我国一项横截面研究显示，PM 2.5/10 水平与慢性阻塞性肺疾病发病率相关。

诊断：存在呼吸困难、慢性咳嗽或咳痰，和（或）有危险因素暴露史的患者，需考虑慢性阻塞性肺疾病这一诊断。肺功能检查对确定气流受限有重要意义，使用支气管扩张剂后，FEV_1/FVC < 70% 表明存在持续气流受限。

症状：慢性咳嗽、咳痰、气短或呼吸困难、喘息和胸闷。

体征。①视诊：胸廓前后径增大、肋间隙增宽、剑突下胸骨下

7

角增宽——桶状胸；②触诊：双侧语颤减弱；③叩诊：肺部过清音，心浊音界缩小，肺下界和肝浊音界下降；④听诊：双肺呼吸音减弱，呼气相延长，部分患者可闻及湿性啰音和干性啰音。

辅助检查。①肺功能检查：是判断持续气流受限的主要客观指标。使用支气管扩张剂后，$FEV_1/FVC < 70\%$ 可确定为持续气流受限，表现为肺总量、功能残气量、残气量增高，肺活量减低。②胸部 X 线片：早期可无变化，后可出现肺纹理增粗、紊乱，也可出现肺气肿改变。③血气分析：主要对发生低氧血症、高碳酸血症、酸碱平衡失调以及判断呼吸衰竭的类型有重要价值。

🏥 病例点评

慢性阻塞性肺疾病是呼吸科常见病、多发病，必须掌握其诊断及要点，将患者实际情况与诊断要点一一对号入座，以得到确定诊断，方能给予针对性治疗。因此对于慢性阻塞性肺疾病而言，基础疾病的认识、诊断标准的全面掌握及针对性的治疗是重中之重。

近年来，随着对慢性阻塞性肺疾病认识程度的提高，越来越多的患者可在早期得到诊断及治疗，其中，早期肺功能检查尤为重要。

003

HIV 合并马尔尼菲

青霉感染 1 例

病历摘要

患者，男性，34 岁，未婚，主因"间断发热 2 月余，加重 10 余天"由急诊入院。

[现病史] 2018 年 8 月中旬无明显诱因出现间断发热，以夜间为著，体温波动于 38 ℃，伴畏寒、寒战，有咳嗽、咳痰，白痰，量多，约 100 mL/d，较易咳出，无头晕、头痛、恶心、呕吐，无腹痛、腹泻等不适，自行口服布洛芬混悬液，体温可降至正常，未规律诊治及重视，此后上述症状仍间断出现。2018 年 10 月 17 日自觉上述症状加重难以缓解，发热时间不固定，体温最高达 43 ℃，自行使用退热栓效果欠佳，为求进一步治疗，就诊于青岛某医院，考虑：肺炎？结核？予以头孢曲松治疗 4 天，上述症状未见明显好

转，考虑肺结核可能性大，建议进一步排除。2018 年 10 月 24 日就诊于青岛另一医院进一步诊治，痰查抗酸杆菌阴性，行胸部 CT 示双肺炎症（图 3-1），结合患者症状、体征及相关检查结果排除肺结核。2018 年 10 月 27 日就诊于太原市某医院，结合患者症状、体征及相关检查结果，不考虑肺结核，建议在我院进一步治疗，仍间断有发热，体温最高 43 ℃，无明显畏寒、寒战等不适，间断有咳嗽、咳痰，痰量较多，为白色黏痰，易咳出，略感气紧。2018 年10 月 28 日就诊于我院急诊，行相关抽血化验，考虑肺部感染，今为求进一步诊治，入住我科。发病以来，精神一般，食欲欠佳，睡眠佳，大小便正常，体重下降 5 kg。既往曾因皮肤多发脓点状感染于外地医院就诊，给予对症支持治疗之后，目前均已脱屑结痂。

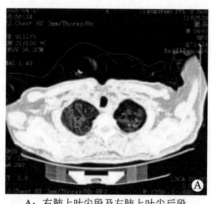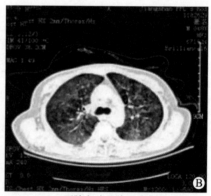

A：右肺上叶尖段及左肺上叶尖后段　　　　B：两肺上叶及肺下叶背段

图 3-1　患者胸部 CT 提示两肺弥漫性渗出

［体格检查］　体温 39.0 ℃，脉搏 120 次/分，呼吸 21 次/分，血压 119/69 mmHg。发育正常，神清语利，查体合作。全身皮肤、黏膜无黄染及出血点。颈前、下颌下、腋窝下可扪及散在淋巴结肿大，无压痛，颈静脉无充盈，甲状腺无肿大。双肺呼吸音粗，可闻及明显湿性啰音。心率 120 次/分，律齐，各瓣膜听诊区未闻及病理性杂音。腹部平坦，全腹无压痛及反跳痛，无移动性浊音，双下

肢无水肿。

[辅助检查]　血常规（2018-10-29，急诊）：WBC 3.91 × 10^9/L，RBC 3.60 × 10^{12}/L，Hb 106 g/L，PLT 83.0 × 10^9/L，N% 88.6%。CRP 105.78 mg/L。床旁腹部彩超（2018-10-29，急诊）：脾大，肝、胆、胰、双肾未见明显异常。急查免疫8项（2018-10-29，急诊）：人免疫缺陷病毒抗体（待复检）。急查肾离子（2018-10-29，急诊）：K$^+$ 3.97 mmol/L，Na$^+$ 131.00 mmol/L，Cl$^-$ 102.00 mmol/L，Ca^{2+} 1.99 mmol/L。血气分析：pH 7.504，PO$_2$ 95.8 mmHg，PCO$_2$ 29.4 mmHg。

[初步诊断]　发热待查，卡氏肺囊虫肺炎？HIV？电解质紊乱，低钠血症，脾大，陈旧性肺结核。

[治疗]　入我科后再次抽血复检免疫指标；给予莫西沙星、依替米星、抗菌优抗感染治疗；入院后第2日出现痰中带血，予酚磺乙胺、氨甲苯酸、白眉蛇毒血凝酶进行止血及对症支持治疗；仍间断发热，体温最高39 ℃，伴畏寒、寒战。

第2～3日化验结果回报：ESR 83.00 mm/h，CRP 145.00 mg/L。血常规：WBC 2.44 × 10^9/L，RBC 3.16 × 10^{12}/L，Hb 92.0 g/L，PLT 67.00 × 10^9/L，N% 89.00%。降钙素原0.26 ng/mL。G试验（1，3）β-D-葡聚糖611.4 pg/mL，＞100 pg/mL为深部真菌感染，应对症治疗。呼吸道病毒九联检、风湿系列、病毒系列、T-SPOT试验、多肿瘤标志物检查结果均为阴性。痰培养：白色念珠菌（++）。

第3日更换抗生素为美罗培南0.5 g、每8小时1次，莫西沙星0.4 g、1次/天，氟康唑注射液，以及抗感染治疗，同时加用卡泊芬净抗真菌治疗，并继续予止血、祛痰、通畅气道等治疗。实验室电话通知HIV初筛阳性，进一步送血标本至疾控中心行确诊试验，结果待回报。第1次血培养回报阴性。

第4日无发热、畏寒、寒战等不适，咳嗽、咳痰较多。药敏试验电话回报血培养：马尔尼菲青霉（图3-2）。

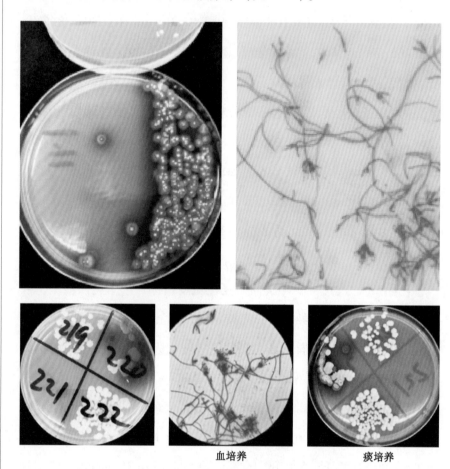

血培养　　　　　　痰培养

图3-2　马尔尼菲青霉镜下表现

治疗建议：患者HIV待排，血培养结果提示马尔尼菲青霉。此种病菌感染死亡率极高，拟给予两性霉素B抗感染治疗，同时待HIV复查结果回报后转"红丝带"医院进一步治疗，患者及家属放弃目前治疗，要求出院，建议出院后于相关医院继续诊治。

1周后疾控中心回报结果：HIV检测阳性。

[最终诊断]　马尔尼菲青霉肺炎，获得性免疫缺陷综合征，脾大，电解质紊乱，低钠血症，陈旧性肺结核。

［随访］　后随访患者 1 次，已于传染病院接受两性霉素 B 治疗，体温得到控制，症状好转出院。

病例分析

该患者以发热起病，胸部 CT 提示炎性渗出影，考虑感染性发热，感染占发热常见病因的 70% 以上，需积极排除此因素。该病原菌感染较为罕见，是深部真菌感染性疾病，常伴发于获得性免疫缺陷综合征等免疫缺陷或免疫低下人群。因此针对发热患者，若有获得性免疫缺陷综合征病史，应考虑可能合并深部真菌感染、卡氏孢子等特殊感染的可能。

病例点评

马尔尼菲青霉为条件致病真菌，常见于免疫低下或免疫缺陷患者。由于发病隐匿，早期不为患者重视，极易误诊而延误治疗。因而提高免疫功能是预防关键，早发现、早诊断、早治疗、药量足、疗程长，一般可治愈。

笔记

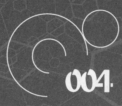

004
靶向药物治疗肺腺癌 1 例

病历摘要

患者，女性，56 岁，主因"咳嗽、咳痰半年"于 2018 年 8 月 11 日入院。

［现病史］ 患者半年前受凉后出现咳嗽、咳白黏痰，无发热、胸痛、咯血等不适，就诊于外院行胸部 X 线片、血常规检查未见异常，当地社区医院给予阿奇霉素抗感染治疗，疗效差。2017 年 12 月 25 日就诊于我科，给予抗感染及对症治疗后症状缓解，同时复查胸部 CT，双肺底炎症较前明显改善，左肺病灶较前吸收，但可见空泡征，不除外结核及肺部肿瘤，建议进一步排查。2018 年 3 月 27 日于某结核病医院查 ESR、痰找抗酸杆菌、结核菌素试验（PPD 试验）均未见异常，查胸部 CT 提示左肺病灶较前增大，为进一步

明确诊断，以"咳嗽原因待诊"收入我科。

[辅助检查]　入院查血常规、ESR、降钙素原等炎症指标未见异常，同时查血清肿瘤标志物未见异常，T-SPOT 试验（-）。支气管镜：左肺上叶占位（管外型），左肺上叶刷片及 TCT 可见纤毛柱状上皮细胞、退变核异质细胞，建议行组织活检确诊。咨询我院影像科后考虑肺部病灶较小，且位置被肩胛骨遮挡，不建议 CT 引导下经皮肺组织穿刺活检。鉴于患者已有 4 月余的诊疗经过，且其母为肺癌患者，目前盲吃靶向药物中，高度怀疑恶性疾病不除外，建议完善 PET-CT。2018 年 4 月 11 日于山西省某医院完善 PET-CT，结果符合左肺上叶尖后段周围型肺癌征象：①双肺癌性淋巴管炎；②纵隔内及双肺门处淋巴结转移；③全身广泛转移；④双侧少量胸腔积液、心包积液。进一步完善支气管内超声（endobronchial ultrasonography，E-BUS）明确诊断为左肺上叶腺癌，检测 *EGFR* 基因，发现 21 外显子突变（*L858R*）。

[最终诊断]　左肺上叶周围型肺癌（T2N2M1C，Ⅳb 期）。

[治疗]　进一步给予吉非替尼 250 mg/d 进行靶向治疗，定期复查胸部 CT，可见左肺上叶病灶面积明显减小。患者的影像学资料见图 4-1。

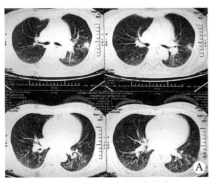
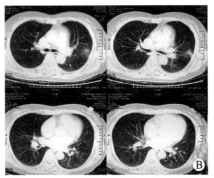

A：2017年12月25日第1次就诊于　　　　B：2018年1月2日治疗后
我科时胸部CT　　　　　　　　　　　复查胸部CT

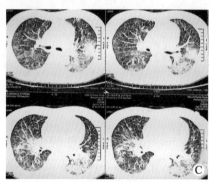
C：2018年4月11日于山西某医院
完善 PET-CT（肺窗）

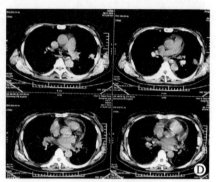
D：2018年4月11日于山西某医院
完善PET-CT（纵隔窗）

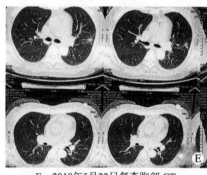
E：2018年5月22日复查胸部 CT

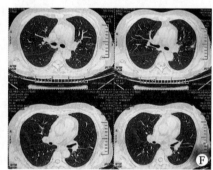
F：2018年6月29日复查胸部 CT

图 4 –1　患者影像学资料

病例分析

　　该患者主要症状为咳嗽、咳痰，胸部影像学检查提示双肺渗出病灶，曾以肺炎诊治，疗效差，并除外了结核等特殊细菌感染可能。结合其抗感染治疗经过及肿瘤家族史，进一步完善 PET-CT 提示肺部恶性病灶，并行 E-BUS 进行肿瘤分型及基因学诊断。

　　迄今为止，肺癌已经成为我国发病率较高的癌种，在肺癌领域，越来越多的治疗方法被应用于临床，其中包括靶向治疗。对于非小细胞肺癌（non-small cell lung cancer，NSCLC），靶向治疗十分精准，不仅可以显著延长肺癌患者的生存期，还能提高肺癌患者的生活质量。目前靶向治疗的靶点包括肿瘤生长因子受体、信号转导分子、细胞周期蛋白、细胞凋亡调节因子、蛋白水解酶、血管内皮生长因子等。

大多数的驱动突变是互斥的，每例 NSCLC 患者体内只存在其中一种，靶向药物抑制驱动能够诱导显著的肿瘤应答，相比传统细胞毒性药物，其应答率更高、患者无进展生存（progression-free survival，PFS）和总生存（overall survival，OS）时间更长。靶向驱动突变包括常见的 *EGFR* 突变、*KRAS* 突变、*ALK* 易位，以及不常见的 *ROS1* 易位、*RET* 易位、*BRAF* 突变、*HER2* 突变、*NTRK* 易位、*MET* 扩增或突变。

1. 驱动突变

（1）*EGFR* 突变

多项大型Ⅲ期临床试验证实 *EGFR* 酪氨酸激酶抑制剂（tyrosine kinase inhibitors，TKI）治疗 *EGFR* 突变阳性 NSCLC 的效果优于化疗，因此几乎所有的指南都推荐 EGFR-TKI（如吉非替尼、厄洛替尼、阿法替尼）作为 *EGFR* 突变阳性 NSCLC 的一线治疗方案。研究显示不同位点 *EGFR* 突变患者对不同的 EGFR-TKI 的反应存在差异，相比传统化疗，阿法替尼能够显著提高第 19 号外显子（del 19）*EGFR* 突变患者的 OS，而对第 21 号外显子突变无显著优势；而第 20 号外显子插入突变的患者对目前市场上所有的 EGFR-TKI 都不敏感。

尽管单独使用 EGFR-TKI 能使一些患者多年保持良好的疗效，但几乎所有的患者最终都会由于获得性耐药出现疾病进展。此外，研究显示吉非替尼联合铂类化疗的患者出现疾病进展后继续使用吉非替尼不能延长 PFS，因此不建议联合使用 TKI 和化疗。

（2）*ALK* 易位

2007 年的统计数据显示 3%～5% 的 NSCLC 患者存在间变性淋

巴瘤激酶（ALK）基因易位。研究显示克唑替尼能够显著延长 ALK 阳性肺癌患者的 PFS，因而克唑替尼在美国、日本、欧洲多个国家均被批准用于肺癌患者治疗。但克唑替尼的耐药不容忽视，其最主要的耐药机制是 *ALK* 继发突变。目前仍需要等待更完整的数据才能判断目前新型 ALK 抑制剂能否作为一线治疗方案或克唑替尼耐药后的二线治疗方案。

（3）*ROS1* 易位

NSCLC 患者中有 1%～2% 存在 *ROS1* 基因易位，以腺癌患者、年轻患者、不吸烟者为主。克唑替尼和恩曲替尼已被 FDA 批准用于 *ROS1* 易位阳性的 NSCLC 患者的治疗。其他推荐方案为色瑞替尼、劳拉替尼或卡博替尼等。

2. 肿瘤细胞增生和存活相关的重要分子

主要包括 EGFR 单克隆抗体和抗血管生成剂：①EGFR 信号通路在肺癌形成过程中发挥着重要作用，EGFR 蛋白广泛表达于支气管发育不良，鳞状细胞癌多见于 EGFR 的过表达和激活。研究显示 EGFR 单抗能改善鳞状细胞癌患者的总生存期，耐昔妥珠单抗（Necitumumab）已被 FDA 和 EMA 批准用于晚期鳞癌患者的治疗。②血管生成是 NSCLC 发生、生长和转移的必经过程，VEGF 是血管生成的主要调节分子，VEGF 表达增加往往提示预后不佳，VEGF 受体拮抗剂在临床试验中显示出良好的疗效，其中雷莫芦单抗（Ramucirumab）已被 EMA 和 FDA 批准用于临床治疗。

3. 免疫检查点

近年来肿瘤细胞与肿瘤微环境的关系受到越来越多的关注，尤其是肿瘤细胞躲避免疫监视即免疫逃逸的分子机制。抑制免疫逃逸的免疫靶向治疗在晚期 NSCLC 疗效显著。

抑制性检查点分子是目前最常见的免疫治疗靶点，包括细胞毒性 T 淋巴细胞相关蛋白 4（CTLA-4）、程序性死亡受体 1（PD-1）及其配体（PD-L1）。CTLA-4 能够抑制激活的 T 细胞结合树突状细胞表面的 CD80 或 CD86；PD-L1 或 PD-L2 通过结合 T 细胞表面的 PD-1 同样能够抑制 T 细胞激活。抗 CTLA-4、PD-1 和 PD-L1 抗体在多种癌症中都显示出良好的疗效，纳武尤利单抗（Nivolumab）、帕博利珠单抗（Pembroluzimab）、阿特珠单抗（Atezolizumab）已被 FDA 批准用于晚期 NSCLC 患者。我国自主研发的卡瑞利珠单抗、信迪利单抗、替雷利珠单抗联合培美曲塞和卡铂均已被国家药品监督管理局（NMPA）批准适用于 EGFR/ALK 阴性的晚期非鳞癌 NSCLC 的一线治疗。

🩺 病例点评

患者辗转多家医院未能明确诊断且临床症状缓解欠佳，后经详细询问病史，追问到其母有肺癌病史且盲吃靶向药物，结合其抗感染治疗经过及肿瘤家族史，进一步完善 PET-CT 提示肺部恶性病灶，并行 E-BUS 进行肿瘤分型及基因学诊断。该病例再一次提醒我们在临床工作中询问病史的重要性，详细地询问病史可帮助临床医生明察秋毫，发现疾病的蛛丝马迹，拓宽临床诊治思路。

笔记

005
免疫疗法治疗肺腺癌 1 例

病历摘要

患者，男性，56 岁，主因"胸憋、气紧、呼吸困难加重数天，伴咳嗽、咳痰，呈白色黏痰"就诊。

[现病史] 患者 2018 年 9 月劳累后出现右腹部及右肩部疼痛，未诊治。2018 年 10 月出现胸憋、气紧、呼吸困难，就诊于当地诊所，考虑"哮喘"，予对症治疗后症状无明显减轻。2018 年 10 月 22 日上述症状加重，伴咳嗽、咳痰，呈白色黏痰，较易咳出，就诊于我院，行胸腹部 CT 示两肺上叶纤维硬结灶伴右肺上叶薄壁空洞性病变，右侧背侧胸膜局限性增厚，肝内多发结节灶、右肾上腺区囊状低密度影——转移瘤待排，肝包膜下积液。发病以来精神、食欲、睡眠差，入睡困难，口服阿普唑仑（每晚 0.8 mg）助眠。

[个人史]　生于原籍，现居住于山西省朔州市。吸烟史20余年，半包/天，饮酒20余年，每周2~3次，每次饮酒3~5两。

[婚育史]　34岁结婚，育1子1女，配偶及子女体健。

[家族史]　父已故，母患高血压。其余兄弟姐妹5人，均体健，无与患者类似疾病，无家族遗传倾向疾病。

[体格检查]　体温36℃，脉搏100次/分，呼吸20次/分，血压122/77 mmHg，身高172 cm，体重51.5 kg。

口唇无发绀，桶状胸，肋间隙增宽，右肺触觉语颤减弱，双肺叩诊过清音。双肺呼吸音弱，未闻及干、湿性啰音。腹软，右腹压痛，反跳痛可疑，肝脏肋下可触及，脾肋下未触及。移动性浊音阴性。双下肢无水肿。

[辅助检查]　胸腹部CT（2018-10-22，我院）（图5-1）：两肺上叶纤维硬结灶伴右肺上叶薄壁空洞性病变，右侧背侧胸膜局限性增厚，肝内多发结节灶、右肾上腺区囊状低密度影——转移瘤待排，肝包膜下积液。

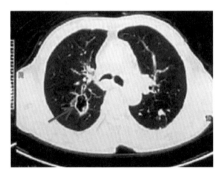 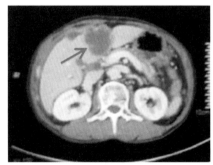

图5-1　胸腹部CT（2018年10月22日）

[初步诊断]　肺部占位，肝转移瘤？

肿瘤指标：CA199 85.89 kU/L，CA125 36.44 kU/L，CA153 37.75 kU/L，CA242 28.97 kU/L。

腹部彩超：肝内及肝周多发实性回声，部分囊性变——结合病史，考虑肝结核及腹膜结核？转移待除外，建议行超声造影；胆囊床旁局限性积液；胆、胰未见异常。

PET/CT（10月26日）（图5-2）：①符合右肺癌征象，右肺门、纵隔内、右锁骨上、腹腔内、胰头周多发淋巴结转移，肝多发转移，脾脏转移，右侧肾上腺转移；②前列腺增生；③盆腔少量积液；④双肺肺气肿。

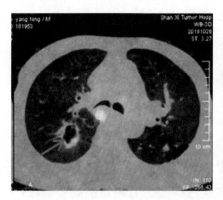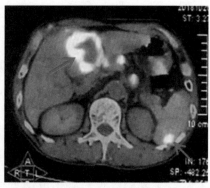

图5-2　胸腹部 PET-CT（2018 年 10 月 26 日）

腹部超声造影：肝内及肝周多发病灶，考虑乏血供病灶。

10月27日超声介入下行肝脏组织穿刺活检，病理结果（图5-3）提示肝占位，送检穿刺组织，内可见异型细胞实性、条索状、腺样排列伴坏死，核分裂象易见——低分化癌，结合免疫组化结果，考虑转移性低分化腺癌。

肿瘤分子病理基因检测：EGFR、ALK、ROS1 基因均为阴性。PD-1/PD-L1 基因检测：PD-L1 ［肿瘤细胞（++），阳性比例约 60%］。

［最终诊断］　右肺腺癌，多发淋巴结转移，肝多发转移，脾

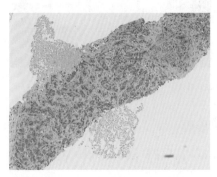

图5-3　肝脏组织病理切片
（HE 染色，×200）

笔记

转移，右侧肾上腺转移，肺部感染，双肺肺气肿，盆腔少量积液，低蛋白血症，高尿酸血症，高同型半胱氨酸血症，前列腺增生，睡眠障碍。

肺腺癌临床分期：T1cN3M1c。

［治疗］　抗肿瘤方案：帕博利珠单抗 200 mg + 100 mL 0.9% 氯化钠溶液，静脉滴注，30 ~ 60 分钟输注完成，每 3 周 1 次。用药时间：2018 年 11 月 8 日、11 月 29 日、12 月 19 日，2019 年 1 月 10 日、1 月 31 日。结果复查：2019 年 2 月 20 日胸部 CT 如下（图 5 - 4）。

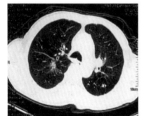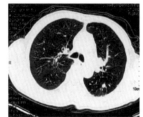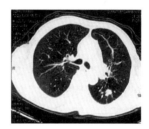

图 5 - 4　胸部 CT（2019 年 2 月 20 日）

病例分析

该患者明确诊断为肺腺癌（T1cN3M1c），已为肺腺癌晚期，不能考虑手术方案。因担心不良反应问题，患者及家属不同意使用传统化疗方案。且该患者肿瘤靶向基因检测 *EGFR*、*ALK*、*ROS1* 基因均为阴性，目前临床常见抗肿瘤靶向药物治疗效果差。

该患者肿瘤免疫检查点 PD-L1 表达阳性比例约 60%，根据最新非小细胞肺癌临床诊疗指南，可以选择免疫检查点抑制剂帕博利珠单抗治疗，经过 5 个周期的免疫疗法后，患者复查提示肺部空洞性病变较前明显缩小，肾上腺转移灶消失，肝脏多发占位数量较前减少，达到部分缓解。因此，非小细胞肺癌患者确诊后建议尽早进行肿瘤组织免疫检查点表达检测，以便为制订个体化抗肿瘤治疗方案提供新的方法。

🔲 病例点评

　　肿瘤免疫治疗已经逐步成为临床治疗肿瘤的重要手段，明显提高了晚期肿瘤患者生存率。2018 年，日本肿瘤学家本庶佑及美国肿瘤学家詹姆斯·艾利森分别因发现 T 细胞表面的免疫检查点 PD-L1/PD-1 通路及 CTLA-4 通路，并将其用于抗肿瘤治疗，共同获得诺贝尔生理或医学奖以表彰他们在肿瘤免疫治疗方面做出的贡献。本病例中所使用的帕博利珠单抗为免疫检查点 PD-1 抑制剂，临床已被批准用于晚期非小细胞肺癌的抗肿瘤治疗。免疫检查点抑制剂治疗肿瘤的主要原理是在肿瘤微环境中，肿瘤细胞能够通过激活共抑制分子 PD-1/PD-L1 通路、CTLA-4 通路或 TIM-3 通路等抑制活化的 T 淋巴细胞，从而降低 T 淋巴细胞对肿瘤细胞的杀伤能力。目前全球上市的免疫检查点抑制剂包括纳武尤利单抗、帕博利珠单抗、阿特珠单抗、德瓦鲁单抗、阿维鲁单抗。帕博利珠单抗可靶向抑制 PD-1/PD-L1 通路，去除肿瘤细胞对 T 淋巴细胞的免疫抑制，从而重启特异性免疫反应，达到抗肿瘤作用。进行抗肿瘤免疫治疗前，需检测肿瘤组织的 PD-L1 表达率，表达率高于50%，可以考虑免疫检查点抑制剂单药治疗，如果表达率在 1%~49%，则需要联合其他抗肿瘤药物治疗。

　　此外，在进行免疫疗法过程中，需密切监测患者心电图、心肌损伤标志物、肝肾功能、ESR、CRP、血常规等指标的变化，早期发现较严重的不良反应并及早干预。

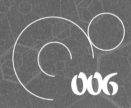

006
以发热为主要临床表现的
NK 细胞淋巴瘤 1 例

病历摘要

患者，男性，40 岁，主因"发热伴咳嗽、咳痰 9 天，鼻腔出血 2 天"就诊。

[现病史] 患者于 9 天前出现发热，体温最高为 41 ℃，伴畏寒、寒战，伴咳嗽、咳痰，为白色黏痰，伴胸憋、气短，于当地医院行胸部 CT 示双肺可见小片状高密度影，化验 WBC 及 N% 偏高，予以抗感染治疗后上述症状未见明显缓解，且出现鼻腔出血。后转入我院急诊科。

[辅助检查] 血常规：WBC 9.63×10^9/L，Hb 163 g/L，PLT 33×10^9/L，N% 85.6%。凝血检查：凝血酶原时间 23.8 秒，国际标准化比值（international normalized ratio，INR）1.92，凝血酶原活

动度44%，纤维蛋白原1.74 g/L，部分凝血活酶时间54.5秒。血气分析示 I 型呼吸衰竭。胸部 CT 示双肺多发斑片状密度增高影（图6-1），考虑存在重症肺炎，I 型呼吸衰竭，脓毒血症？为求进一步诊治收入我科。

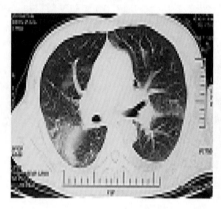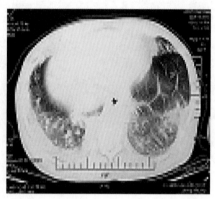

图6-1 胸部 CT 示双肺多发斑片状密度增高影

[体格检查] 神清语利，查体合作；双上肢可见淤斑，全身浅表淋巴结未触及肿大；双肺呼吸音粗，可闻及湿性啰音；心脏、腹部检查无阳性体征；双下肢中度凹陷性水肿。

[治疗] 入院后予以无创呼吸机辅助通气、利奈唑胺联合哌拉西林舒巴坦抗感染、氨溴索化痰、成分输血等对症治疗，病情仍呈进行性加重，住院期间多次复查血常规示 PLT 呈进行性下降，行骨髓穿刺示骨髓分化较差的组织细胞占15%，可见嗜血细胞；免疫分型示有核细胞中淋巴细胞占5.5%，单核细胞占3.9%，粒细胞占22.2%，原始（幼稚）细胞占0.6%，有核红细胞占16.7%，48.2% 的有核细胞的白血病相关抗原表型表达为：CD56、CD2、CD8，请结合临床及其他实验室检查除外淋巴瘤。

[诊断] 诊断明确为 NK 细胞淋巴瘤，肺浸润不除外，肺部感染，I 型呼吸衰竭，肝功能不全，低蛋白血症。

病例分析

该患者以发热、咳嗽、咳痰为主要临床表现，查体示双肺呼吸音粗，可闻及湿性啰音；胸部 CT 示双肺多发斑片状密度增高影；据其症状、体征及相关辅助检查，社区获得性肺炎诊断明确，再结合其呼吸频率≥30 次/分，氧合指数（ratio of partial pressure of O_2 in arterial blood to fraction of inspired oxygen，PaO_2/FiO_2）≤250 mmHg，PLT 减少 <100×10^9/L，初步评估为重症肺炎。

在给予重症肺炎患者经验性初始抗菌药物治疗时，应尽量覆盖可能的致病菌，尤其是在其病原学未能明确时，推荐广谱抗生素的药物治疗。

2015 年国内 CAP 指南提示在需要收住 ICU 的重症社区获得性肺炎患者中，肺炎链球菌仍为常见的病原体。①青壮年、无基础疾病患者：肺炎链球菌、金黄色葡萄球菌、流感病毒、腺病毒、军团菌；②老年人（年龄 >65 岁）或有基础疾病患者：肺炎链球菌、军团菌、肺炎克雷伯杆菌等肠杆菌科菌、金黄色葡萄球菌、厌氧菌、流感病毒及其他呼吸道病毒；③有结构性肺病患者：铜绿假单胞菌、肺炎链球菌、军团菌、肺炎克雷伯杆菌等肠杆菌科菌、金黄色葡萄球菌、厌氧菌、流感病毒及其他呼吸道病毒。

病例点评

发热合并血小板的减少可见于多种疾病，包括重症感染、全身炎症反应综合征、脓毒血症、血液系统疾病、风湿系统疾病等，当初始治疗效果较差时，应积极寻找其他病因。

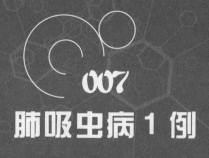

007
肺吸虫病 1 例

病历摘要

患者，女性，30 岁，农民，主因"发热 16 天，气紧 12 天"于 2018 年 5 月 21 日入院。

[现病史] 患者 2018 年 5 月初旅游爬山及不洁饮食后，5 月 5 日出现发热，最高体温为 39.5 ℃，伴畏寒、寒战，病初伴上腹部隐痛，可耐受，无反酸、胃灼热感，未呕吐，自行口服"感冒颗粒及罗红霉素"（剂量不详），上述症状未缓解。次日就诊于当地医院，考虑"肠梗阻不除外"，遂禁饮食，予灌肠、口服食用油治疗，腹痛消失，发热无改善。5 月 8 日开始出现活动后气紧，偶咳嗽、咳痰，呈白色泡沫样痰，偶见痰中带血，浅粉色血丝。5 月 11 日再次就诊于当地医院，行胸部正位片示双肺多发斑片状影，予抗感染

笔记

治疗 3 天，体温无下降，仍在 39 ℃波动。5 月 14 日行胸部 CT 示双肺多发结节影（图 7 - 1），肿瘤不除外，行 PPD 试验无异常，为进一步诊治 5 月 21 日就诊于我院。病程中伴乏力、食欲缺乏、盗汗，不伴胸痛、胸憋，不伴尿频、尿急、尿痛，不伴四肢关节痛、光过敏等症状。患者自发病以来，精神、食欲、睡眠欠佳，大便每 2 ~ 3 天 1 次，体重下降 5 kg。

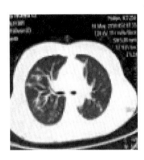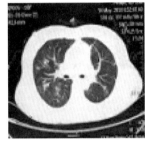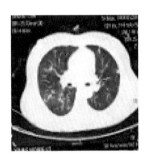

图 7 - 1　胸部 CT 示双肺多发结节影

[既往史]　既往体健，已婚，育 2 女，父患食道癌已故，无明确家族史及类似病史。

[体格检查]　体温 39 ℃，脉搏 108 次/分，呼吸 20 次/分，血压 104/64 mmHg。双肺呼吸音较弱，均未闻及干、湿性啰音。心脏、腹部查体无阳性体征，双下肢无水肿。

[辅助检查]　血常规：嗜酸性粒细胞百分比 16.30%，N% 77.80%。CRP 184 mg/L。ESR 68 mm/h。肝功能、肾功能：白蛋白 38.60 h/L，乳酸脱氢酶 327.00 U/L，羟丁酸脱氢酶 211.00 U/L。离子：K^+ 2.92 mmol/L，Na^+ 134.00 mmol/L，Cl^- 92.00 mmol/L。降钙素原 0.31 ng/mL。凝血系列：PT 16.4 秒（对照 13.5 秒），D-二聚体 2674 ng/mL，纤维蛋白降解产物 8.62 μg/mL。多肿瘤标志物：CA125 99.35 kU/L（<35 kU/L）。余化验大致正常。

胸部 CT（2018-05-14，外院）：双肺多发病灶，除外肺转移灶。

胸部彩超（2018-05-07，外院）：胆囊沉积物，肝、胰腺、脾、双肾未见明显异常。立位腹部平片（2018-05-20，外院）：未见明显异常。

[初步诊断]　肺部阴影性质待定。

[治疗]　2018年5月21日予头孢他啶2 g、每12小时1次+左氧氟沙星0.4 g、1次/天抗感染，低分子钙抗凝，氨基酸营养支持，以及纠正电解质紊乱治疗。抗感染治疗3天体温无下降，波动于37.4～39.1 ℃。复查胸部CT：双肺多发结节改变，伴间质改变，考虑感染可能性大，双侧胸腔积液。外周血涂片：中性分叶核粒细胞比例偏高，偶见晚幼粒细胞，成熟红细胞大小不等，血小板成堆。

2018年5月25日加用更昔洛韦0.25 g、每12小时1次抗病毒+甲泼尼龙琥珀酸钠40 mg抗感染；停用头孢他啶，调整为头孢西丁2 g、每12小时1次，后患者体温渐降，波动于35.5～36.8 ℃。化验：ESR 53 mm/h，CRP 49.1 mg/L。凝血系列：D-二聚体2882 ng/mL，纤维蛋白降解产物12.13 μg/mL，余正常。离子正常，抗ENA多肽谱阴性。

2018年5月28日患者再次出现发热，体温38.4 ℃。复查胸部CT：双肺多发结节样改变，考虑感染可能性大，双侧胸腔积液。血培养：需氧菌、厌氧菌均为阴性。调整治疗方案，停用激素，同时行骨髓象检查，结果无异常。

院内多次询问病史，患者发病后3天其幼女出现腹痛，目前就诊于山西省儿童医院，考虑阑尾炎，已行阑尾切除术，幼女术后腹痛无消失，术后2天出现发热，目前体温在39 ℃左右波动。首发症状均为腹痛，后出现发热，考虑是否为不明原因病原体感染？有无寄生虫感染？当日检查便常规、入院后反复查便常规无异常。

2018 年 5 月 31 日患者反复出现发热，目前病原学依据大便尿肠球菌无覆盖，遂行替考拉宁治疗，400 mg 治疗后出现皮疹且体温无下降，停药；再次询问旅游期间进食史，患者仔细回忆饮食过程，有吃生螃蟹史，查阅文献后考虑寄生虫感染可能性大。

2018 年 6 月 1 日停用头孢西丁，调整为美罗培南，体温仍无下降。复查示血常规：RBC 3.53×10^{12}/L，Hb 100.00 g/L，嗜酸性粒细胞百分比 16.40%。肝功能、肾功能：丙氨酸氨基转移酶 121.60 U/L，门冬氨酸氨基转移酶 75.10 U/L，谷氨酰转肽酶 76.80 U/L，白蛋白 29.50 h/L，乳酸脱氢酶 293.00 U/L，余未见异常。ESR 95 mm/h，CRP 77.6 mg/L。建议上级医院就诊，出院诊断：双肺炎，发热待查，感染性发热可能性大。

2018 年 6 月 15 日就诊于北京某医院，化验血常规示白细胞及中性粒细胞比例升高，肝酶进一步升高，曼氏裂头蚴 IgG 抗体（＋），肝吸虫 IgG 抗体（＋），囊虫 IgG 抗体（＋），旋毛虫 IgG 抗体（＋）。血清总 IgE ＞200 IU/mL。肿瘤标志物：CA125 121.70 U/mL。行腹部超声：腹腔积液（脾周可见液性暗区，深约 1.2 cm，腹腔可见游离液性暗区，最深处位于右下腹，深约 5.2 cm）。腹部 MRI：①肝大，肝内弥漫异常信号，肝内外胆管管壁异常增厚并强化，Glision 鞘增厚，考虑炎性病变；②胆囊大，胆囊壁增厚；③十二指肠降段、部分水平段管腔扩张；④腹腔积液，双侧胸腔积液；⑤双肺下叶病变，建议行 CT 检查。胸部 CT：双肺异常密度影，双侧胸腔积液，肝大、脾大。予吡喹酮杀虫治疗，莫西沙星抗感染，地塞米松抑制炎症反应，复方甘草酸苷护肝治疗后好转出院。出院诊断：肺吸虫病，支原体肺炎，嗜酸性粒细胞增多症，肝损伤，双侧胸腔积液，腹腔积液，肝大，脾大，胆囊大，低蛋白血症，血脂异常。

31

2018 年 10 月 23 日复查胸部 CT 未见明显异常。与前对比双肺斑片状阴影消失（图 7 - 2）。

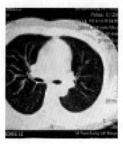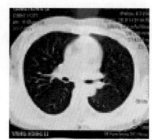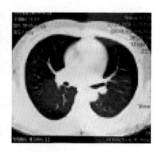

图 7 - 2　2018 年 10 月 23 日复查胸部 CT

🔬 病例分析

肺吸虫病也称并殖吸虫病，是由并殖吸虫寄生于人体各脏器所致的一种慢性人畜共患的寄生虫病。我国以卫氏并殖吸虫、斯氏狸殖吸虫感染为主。人吞噬含有并殖吸虫活囊蚴的溪蟹或蝲蛄而感染；卫氏并殖吸虫引起以肺部病变为主的全身性疾病，主要表现为咳嗽、咳铁锈色痰或烂桃样痰、咯血等，称肺吸虫病；斯氏狸殖吸虫引起的主要病变是游走性皮下包块和渗出性胸膜炎。

（1）致病机制：肺吸虫卵进入水中发育成毛蚴，并钻入第一中间宿主——川卷螺体内形成胞蚴，之后发育为母雷蚴、子雷蚴，再发育成大量的尾蚴，尾蚴脱离螺体侵入第二中间宿主——石蟹、蝲蛄体内发育成囊蚴。童虫或成虫在人体组织和器官移行、寄居造成机械性损伤，其代谢物可引起免疫病理性反应。

（2）病理分期：①幼虫移行期，由童虫引起。童虫穿过肠壁，在腹腔、腹壁反复游窜，造成肠道和肝的损伤，如出血坏死。症状为吃进囊蚴后数天到 1 个月左右发病，轻者有乏力、食欲不振、消

笔记

瘦；重者发病急，毒性症状明显，高热、腹痛、腹泻、白细胞增多，嗜酸性粒细胞增多。②脓肿期，虫体移行引起组织破坏和出血。病变处呈洞穴状或隧道状，内含血液和虫体，含中性粒细胞和嗜酸粒细胞，病灶周围产生肉芽组织而形成脓肿。X线呈边缘模糊、界限不清浸润阴影。③囊肿期，由于渗出性炎症，大量细胞浸润、聚集，最后细胞死亡、崩解液化，脓肿内容物浓缩为果酱样黏稠液体。X线可见界限清楚结节状虫囊。④纤维瘢痕期，虫体死亡转移至他处，囊肿内容物通过支气管排出或吸收，肉芽组织填充、纤维化，病灶形成瘢痕。X线呈硬结性或条索状阴影。

（3）分型：①胸肺型，主要症状为咳嗽、胸痛、痰中带血。②腹型，主要症状为腹痛、腹泻、大便带血、肝功能紊乱、肝大、肝酶升高、白球倒置。③皮下包块型，主要症状为皮下移走性包块或结节，大小不一，触之可动。④脑脊髓型，主要症状为头痛、头晕、视力障碍、癫痫等。

（4）诊断：痰或粪便查虫卵；皮下包块或结节手术摘除童虫；免疫诊断采用ELISA皮内试验。

（5）防治：不生食溪蟹、蝲蛄；治疗药物常采用吡喹酮、硫氯酚。

病例点评

肺吸虫病是由并殖吸虫引起的急性或慢性的地方性寄生虫病。人和动物（犬、猫、猪和野生动物）是肺吸虫的终宿主。人生食石蟹、蝲蛄，囊蚴经口感染，在胃和十二指肠内囊蚴破裂，幼虫脱出并穿过肠壁进入腹腔，穿过横膈入胸腔和肺，在肺内发育为成虫。虫体进入纵隔，可沿颈内动脉入颅内侵犯脑组织。肺内病变呈炎性

笔记

反应，中性粒细胞和嗜酸性粒细胞浸润，肺组织被破坏，形成脓肿和囊肿，周围有纤维包膜，囊内含胆固醇结晶、夏科雷登结晶、虫卵等。囊内多数只有 1 个成虫，一处形成囊肿，移行至另一处，再构成新的囊肿，旧病灶空洞可闭合，纤维化、钙化痊愈。

该患者治疗过程中反复查胸部 CT 提示双肺多发片状阴影，考虑为童虫在肺部移行时引起的肺出血或过敏性肺炎所致。吡喹酮是治疗并殖吸虫病的首选药，适用于各期患者，对成虫、童虫、虫卵均有作用，口服吸收迅速。肺部症状经药物治疗大多可以消失。

008
无肌病性皮肌炎致肺间质纤维化 1 例

病历摘要

患者，女性，52 岁，主因"胸憋、气紧 1 个月，咳嗽、咳痰 2 周，咽痛 3 天"入院。病程中曾行冠脉造影未见明显异常，胸部 CT 示双肺间质性改变。

[体格检查] 双下肺可闻及少量湿性啰音，双下肢轻度凹陷性水肿。枕墙距 8 cm，弯腰指地距离 16 cm，胸廓活动度 2 cm，双"4"字试验（-），骨盆挤压试验（-），直腿抬高试验（-），四肢肌力 4 级，肌张力正常。四肢活动度可，巴宾斯基征（-）。双手近端指间关节伸侧可见色素脱失样瘢痕，双肘关节伸侧皮肤粗糙脱屑，双足趾末端可见冻疮样皮疹。追问病史，诉发病 1 个月前开始出现双手、双足冻疮样皮疹，伴表皮脱落，不伴红肿、瘙痒、疼

痛，外用药膏后好转；病程中有腰背痛、足跟痛、交替性臀区痛、双侧腹股沟区痛，有眼干，无口干、牙齿块状脱落、腮腺肿胀，有脱发，无光过敏、反复口腔溃疡，无双手遇冷变白、变紫。

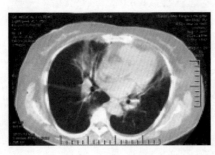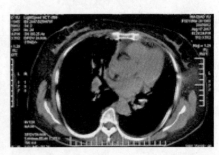

图 8 - 1 起病初期胸部 CT

[辅助检查] 入院查血常规：WBC $12.64 \times 10^9/L$，RBC $374 \times 10^{12}/L$，Hb 107 g/L，PLT $423 \times 10^9/L$，N% 83.74%，LY% 9.74%；ESR 120 mm/h，CRP 120 mg/L，降钙素原 0.15 ng/mL，乳酸脱氢酶 338 U/L，羟丁酸脱氢酶 217 U/L。血气分析：pH 7.458，PO_2 62.7 mmHg，PCO_2 26.5 mmHg，HCO_3^- 18.5 mmol/L，$AaDPO_2$ 42.1 mmHg，氧合指数 299 mmHg。肝肾功能、凝血系列、多肿瘤标志物(-)。免疫功能 $CD4^+$ T 细胞亚群 HLA-B27、血管炎筛查、抗 ENA 多肽谱、肌炎抗体谱(-)。

[入院诊断] 间质性肺炎，强直性脊柱炎？皮肌炎？混合型结缔组织病？

[治疗] 患者入院时咽痛明显，难以下咽。查体：咽红，双肺呼吸音粗，双下肺可闻及少量湿性啰音。予以抗感染、雾化等治疗 6 天，咽痛症状时好时坏。行纤维鼻咽喉镜示咽喉炎，右侧声带、披裂动度差原因待查。补充神经内科查体：双侧瞳孔等大等圆，瞳孔对光反射灵敏，双侧面纹对称，口角不偏，伸舌居中，咽反射存在，饮水呛咳。四肢肌力 4 级，肌张力正常。头面部浅感觉正常，右

侧肢体浅感觉减退，四肢震动觉减退。双侧肱二头肌反射（++）。
双侧膝腱反射（++）。闭目难立征（-），双轮替试验慢，双侧指鼻
试验笨拙，双侧跟膝胫试验欠稳准。双侧 Hofmann 征（-），双侧
Babinski 征（-），左侧 Oppenheim 征可疑，右侧阴性。颈无抵抗，
克氏征（-），布氏征（-）。行肌电图检查：多发周围性神经损害，
中枢损害不除外，请神经科会诊考虑周围神经损害原因待查，转入
神经内科行腰椎穿刺进一步明确诊断，同时予以腺苷钴胺、补充维
生素等治疗后，咽痛消失，双侧浅感觉恢复正常。脑脊液常规、生
化、病毒核酸筛查、TB-DNA、抗酸杆菌均（-），脑脊液副肿瘤综
合征系列（-）。头颅 MRI：双侧大脑白质内缺血灶，副鼻窦炎，
右侧上颌窦囊肿，脑动脉硬化。甲状腺彩超：甲状腺未见明显异
常，双侧颈部淋巴结可见。腰椎穿刺后出现高热，最高达 40 ℃，
予以抗病毒、抗感染治疗，疗效差。复查胸部 CT 提示病情进展
（图 8 -2），再次转入呼吸科。

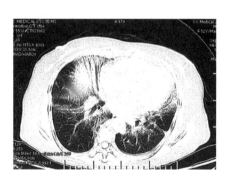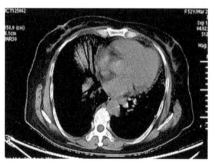

图 8 -2　进展期胸部 CT

为进一步明确诊断行支气管镜灌洗，结果未见明显异常。患者
活动后气紧进行性加重，从事刷牙等轻度日常活动即可出现，活动耐
力进一步减退，查体：双肺呼吸音粗，双侧中下肺可闻及 Velcro 啰
音，心脏、腹部检查（-），双下肢轻度凹陷性水肿。予以甲泼尼龙
琥珀酸钠 40 mg/d、5 天。复查血气分析：pH 7.453，PO_2 61.5 mmHg，

PCO_2 31.1 mmHg，HCO_3^- 21.4 mmol/L，$AaDPO_2$ 38.5 mmHg，氧合指数 293 mmHg。复查胸部 CT 未见明显改善，建议上级医院进一步就诊，家属至北京某医院呼吸科会诊考虑无肌病性皮肌炎合并间质性肺炎可能性大，预后差，建议激素、环磷酰胺、静脉注射免疫球蛋白治疗，予以"甲泼尼龙琥珀酸钠 40 mg/12 h，共 5 天；甲泼尼龙琥珀酸钠 40 mg/d，共 5 天""环磷酰胺 200 mg，3 次"抗感染、抑制纤维化治疗，活动后气紧较前稍好转，查体：咽红，双肺呼吸音粗，双下肺可闻及 Velcro 啰音。复查胸部 CT 间质性改变较前有所改善（图 8 - 3）。

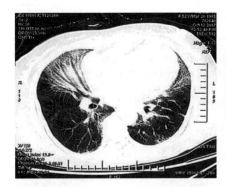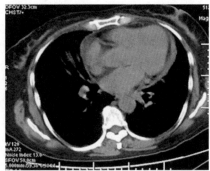

图 8 - 3 治疗后胸部 CT

病例分析

皮肌炎（dermatomyositis，DM）是炎性肌病中的一种亚型，具有肌肉受损表现（如近端肌无力、血清肌酶升高、肌电图示肌源性损害、肌肉活检示炎性改变）及皮肤病变（如向阳疹、Gottron's 丘疹）。临床上观察到部分患者仅具有皮肌炎的典型皮疹，而无肌力减退或仅有轻微肌力减退表现，这种情况被命名为"临床无肌病性皮肌炎"（clinically amyopathic dermato myositis，CADM）。

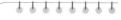

CADM 是特发性炎性肌病中的一种亚型，其典型临床特征包括 Gottron's 征、Gottron's 丘疹、黏膜溃疡、向阳性皮疹、甲周病变及急进型间质性肺改变（rapidly progressive interstitial lung disease，RP-ILD）等。部分 CADM 患者临床表现并不典型，病情进展快，且与肺间质病变及恶性肿瘤相关。

CADM 诊断标准包括：①患者有 Gottron's 丘疹；或患者没有 Gottron's 丘疹，但指关节局部有紫色的红斑并伴有眶周的水肿性淡紫红色斑丘疹；②皮损活检 HE 染色结果与皮肌炎的结果一致，但无肌纤维的病理改变和炎症浸润，主要包括角化过度、基底细胞液化变性和血管周围的淋巴细胞浸润；③在患者有皮肤损害后的 2 年内临床上没有任何近端肌受累的表现，肌电图无肌源性损害；④在病程的最初 2 年内患者的肌酶谱，包括肌酸激酶和醛缩酶等均正常。

间质性肺疾病（interstitial lung disease，ILD）是 CADM 预后不良的主要因素之一，且肺部症状常为 CADM 的首发症状。根据临床表现与 ILD 进程可将患者分 3 类：①急进型，即 ILD 症状出现后 1 个月内出现进行性呼吸困难并最终呼吸衰竭；②缓慢型，即病情进展缓慢，一般 6 个月内病情不出现恶化或死亡；③无症状型，即无肺部症状，但 CT 等相关检查示肺部已受累。其中急进型 ILD 的预后非常凶险，死亡率高，早期给予合理治疗十分关键。

CADM 治疗首选糖皮质激素，若激素治疗不敏感或疗效不显著，可联用免疫抑制剂如环磷酰胺、硫唑嘌呤、环孢素 A 等。二线治疗主要为静脉用免疫球蛋白及霉酚酸酯，前者适用于抵抗力下降并发感染的患者；后者对结缔组织疾病相关的 ILD 具有保护作用。三线治疗包括生物制剂，如抗肿瘤坏死因子-α 制剂英夫利单抗，但价格昂贵，且其安全性与有效性尚需进一步研究。

CADM 起病隐匿、呈多系统损害，早期正确认识该病及积极预防，监测其是否伴发肿瘤、间质性肺炎或发展为皮肌炎，有助于及时诊治从而改善预后。

📋 病例点评

ILD 常为 CADM 的首发症状，对于患有不明原因 ILD 且进展迅速的患者，应注意考虑 CADM 可能。对于早期没有皮肤改变，仅有非特异性肺部病变的患者更应提高警惕，尽早完善免疫学相关检查以免贻误病情。CADM 治疗首选激素，若激素不敏感或疗效不佳，可联合使用免疫抑制剂，据报道，近年来生物制剂的应用如利妥昔单抗对 CADM 的治疗亦有较好疗效，注意治疗过程中的全程追踪，以便尽最大可能改善预后。

009
以胸腔积液发病的
胰腺癌 1 例

病历摘要

患者，男性，75 岁，主因"右侧胸部疼痛伴气紧 30 余天"入院。

[现病史] 患者近 1 个月来右侧胸痛、呈间断性钝痛，伴气紧、咳嗽，咳少量白痰，不易咳出，有乏力、食欲减退、背部酸困，不伴心悸、头晕、晕厥、肩背部疼痛、咯血，就诊于当地社区医院行胸部透视示右侧胸腔积液，为求进一步诊治入院。近 3 个月体重下降 10 kg。

[既往史] 既往糖尿病史 8 年、高血压病史 6 年。

[体格检查] 生命体征平稳，右肺语颤减弱、叩诊浊音、听诊呼吸音弱，未闻及明显干、湿性啰音。

[辅助检查] 入院查胸部 CT 示右侧胸腔积液伴右肺膨胀不全，左肺多发结节病变，考虑恶性病变可能性大，左肺下叶炎症。多肿瘤标记物检查回报：CA199 203 kU/L（参考范围 < 35 kU/L），CA125 64.63 kU/L（参考范围 < 35 kU/L），CA153 49.36 kU/L（参考范围 < 35 kU/L），CA242 101 kU/L（参考范围 < 20 kU/L）。给予右侧胸腔置管并送检胸腔积液病理提示少量腺癌细胞，行胸腔积液细胞基因检测示 EGFR、ALK、ROS1、RET、KRAS、BRAF、HER2、NHAS、PIK3CA、MET 基因均未见突变，进一步行 PET-CT 评估全身状况，结果：胰腺体尾部不规则肿块，代谢不均匀增高，符合胰腺癌征象，肝脏多发转移，右侧胸膜多发转移，双肺多发转移，右肺门、纵隔隆突下、右侧内乳区多发增大淋巴结，代谢轻度增高。

[诊断] 胰腺癌。

[治疗] 患者及家属因自身原因放弃治疗。

病例分析

　　胸腔积液常见病因为结核、肿瘤、炎症、心功能不全、结缔组织病等。以胸腔积液为首发症状的恶性疾病中肺癌最常见，约占 1/3，乳腺癌居第 2 位，再次是淋巴瘤，较少见的是卵巢癌及胃肠道肿瘤，5%～10% 的恶性胸腔积液找不到原发肿瘤灶。本例患者发现右侧大量胸腔积液，并在胸腔积液中找到腺癌细胞，经验性认为是肺癌引起的胸膜转移可能性大，若未进一步行 PET-CT 检查可能并不能发现胰腺癌为该患者的原发肿瘤。但反过来看，胸部 CT 示肺内多发结节，多肿瘤标记物示多个胃肠道相关肿瘤标记物升高，尤其是 CA199 的明显升高，又均可由胰腺癌以"一元论"解释。因此，这例病例提醒我们临床工作中切莫"一味低头赶路"，亦需时常总结、分析，以免遗漏诊治过程中的蛛丝马迹，造成漏诊、误诊，影响治疗决策。

病例点评

　　胰腺癌是一种临床表现隐匿、发展迅速的消化系统恶性肿瘤，预后不佳，5 年生存率不足 1%。胰腺癌死亡率高的其中一个重要原因是疾病早期缺乏特异临床表现，难以被检出。胰腺癌一旦发现大多已处于晚期，仅有 20% 的患者有手术切除机会，但因肿瘤本身进展迅速、易复发转移，即使手术后患者中位生存期仍不足 2 年，而传统的放化疗对胰腺癌敏感性均差。近年来靶向治疗也已被引入推荐指南中，其中最为常见的突变基因包括 *KRAS*、*TP53*、*CDKN2A*、*SMAD4*、*RNF43*、*ARID1A*、*TGFBR2*、*GNAS*、*RREB1*、*PBRM1* 等，大约 90% 患者携带 *KRAS* 突变，但该患者 *KRAS* 突变为阴性，提示治疗手段有限、预后差。

笔记

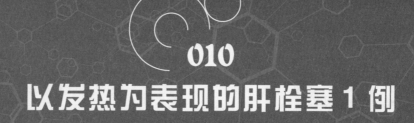

010
以发热为表现的肝栓塞 1 例

病历摘要

患者，男性，71 岁，主因"间断发热 1 周，加重半天"入院。

[现病史] 患者于 2017 年 11 月 2 日受凉后出现发热，体温最高达 39.0 ℃，伴鼻塞、流涕、轻微咳嗽及咳痰，痰呈白色泡沫痰，易咳出，同时感剑突下不适，食欲和食量一般，进食后可有恶心及呕吐，呕吐物为胃内容物，吐后剑突下不适可缓解，在家自行口服"扑热息痛"和"感冒胶囊"治疗，效果差。2017 年 11 月 5 日就诊于某职工医院，行相关检查考虑"上呼吸道感染"，给予青霉素、左氧氟沙星等药物治疗后效果欠佳，仍间断发热。2017 年 11 月 9 日清晨再次出现发热，最高体温达 40 ℃，伴畏寒和寒战，偶有咳

嗽、咳痰和气紧，无胸闷、胸痛、呼吸困难，无头痛和头晕，无尿频、尿急、尿痛等不适，于当日就诊于我院急诊科，行相关检查后考虑"发热待诊"，为进一步诊治转入我院呼吸科。自发病来，患者精神一般，食欲和食量下降，食量减至原来正常时的1/3，进食后可有剑突下不适，偶有呕吐，呕吐物为胃内容物，吐后缓解，大便偏少，小便正常，体重无明显变化。

[既往史]　既往高血压、反流性食管炎病史。

[体格检查]　体温 38.2 ℃，脉搏 86 次/分，呼吸 21 次/分，血压 105/67 mmHg，神志清楚，言语流利，急性病容，全身皮肤及黏膜未见出血点、淤斑、黄染，口唇略发绀，全身浅表淋巴结未触及肿大。桶状胸，双侧肋间隙增宽，双肺叩诊呈过清音，双肺呼吸音略粗，未闻及干、湿性啰音；心率 86 次/分，律齐，未闻及病理性杂音。腹平软，剑突下轻压痛（+），全腹无反跳痛，肝脾肋下未触及，肝胆区叩击痛（-），移动性浊音（-），肠鸣音正常，双下肢无水肿。

[辅助检查]　血常规：WBC 10.43×10^9/L，Hb 103 g/L，PLT 186×10^9/L，N% 82.7%，ESR 50 mm/h（↑）。凝血系列：D-二聚体 1249 ng/mL（↑），纤维蛋白原降解产物 8.15 μg/mL（↑），余大致正常。肝功能：谷草转氨酶（aspartate aminotransferase，AST）79.20 U/L（↑）、总胆红素（total bilirubin，TBil）28.10 mmol/L（↑）、白蛋白（albumin，ALB）27.60 g/L、碱性磷酸酶（alkaline phosphatase，ALP）189.0 U/L（↑）、谷氨酰转移酶（glutamyl transpeptadase，GGT）142.70 U/L（↑）；术前免疫：HBsAg（+）、HBcAg（+），余指标（-）。肾功能未见异常。离子、尿常规、血脂：（-）。

[入院诊断]　发热原因待查，感染性发热？非感染性发热？双

肺肺气肿伴多发肺大疱，高血压病1级（高危）。

[治疗]　入院后给予美罗培南、莫西沙星、奥司他韦抗感染，体温仍反复，最高达40 ℃，血培养结果：大肠埃希菌（培养时间4小时46分，敏感型）。

入院第4日查体出现肝胆区叩击痛强阳性；结合目前发热伴右上腹疼痛，考虑细菌性肝脓肿？右膈下脓肿？胆囊结石？急性胆囊炎？急性心肌梗死？慢性胃炎急性发作？

复查血淀粉酶33 U/L、尿淀粉酶44 U/L、血清脂肪酶74.90 U/L。风湿筛查：ESR 24 mm/h（↑）、CRP 140 mg/L（↑）、ASO、RF、C3、C4（-）。风湿十五项：抗ENA（+）、抗AMA-M2（+），余阴性。自身免疫性肝病六项：AMA-M2（±），Sp100、LKM1、gp210、LC1、SLA（-）。发热筛查：CRP 108 mg/L（↑），余阴性。抗ENA多肽谱、AMA + ASMA（-）。免疫球蛋白：IgM 0.41 g/L（参考区间：0.46～3.04 g/L），IgG、IgA（-）。降钙素原4.14 ng/mL（↑）。凝血系列：D-二聚体531 ng/mL（↑），FDP 4.31 μg/mL（↑），余大致正常。肝功能：AST 29.50 U/L、TBIL 15.50 mmol/L、ALB 27.50 g/L、ALP 153.9 U/L（↑）、GGT 130.70 U/L。

腹部CT：①胆囊形态饱满，请结合临床；②盆腔积液。腹部彩超：①肝左叶门静脉部分栓塞；肝右叶门静脉部分主干及分支完全栓塞可能；②餐后胆囊内等回声（胆汁淤积可能）。腹部CT：①胆囊形态饱满，考虑张力性胆囊炎；②肝内胆管扩张；③右肾囊肿；④门静脉左支血栓形成，考虑部分栓塞可能；门静脉右支未见明确显示，考虑完全栓塞可能。腹部MRI + MRCP：①肝门静脉左支内充盈缺损影，考虑部分栓塞；肝门静脉右支未明确显示，考虑完全栓塞；②肝囊肿；③胆囊炎；④肝内胆管扩张；⑤双肾囊肿；⑥腹腔少量积液。

调整抗生素为头孢哌酮钠舒巴坦钠抗感染治疗 2 天未再发热，转至血管外科继续给予上述方案抗感染，同时给予抗凝治疗（桂哌齐特 320 mg，静脉滴注、1 次/天；依诺肝素 0.6 mL，皮下注射、1 次/12 h；利伐沙班 20 mg，口服、1 次/天）。

复查腹部 CT：①肝囊肿；②肝内胆管扩张；③胆囊增大、囊壁增厚，考虑胆囊炎；④门静脉右支未显影，考虑栓塞；⑤双肾囊肿。

［出院诊断］ 菌血症，胆囊炎（张力性？胆汁淤积可能），门静脉栓塞形成（血栓？菌栓？），肝内胆管扩张，双肺肺气肿伴多发肺大疱，食管下段隆起待诊？（囊肿？血管性病变？），肝囊肿，双肾囊肿，高血压病 1 级（高危），陈旧性心肌梗死。

［出院医嘱］ 抗凝 3 个月：利伐沙班 20 mg，口服、1 次/天。再持续抗感染 1 周：三代头孢。消炎利胆：熊去氧胆酸 250 mg、口服、1 次/天。保护胃黏膜：奥美拉唑 20 mg、口服、1 次/天。建议 3 个月后复查。

病例分析

肝栓塞在临床工作中并不多见，各种导致血液凝血功能异常、血液流速减慢、血管内皮损伤的原因都可以导致肝栓塞发生，其中最常见的为门静脉血栓形成（portal vein thrombosis，PVT）。PVT 形成的原因很多，包括局部因素（肝硬化失代偿、腹部炎症、腹部手术、肿瘤）、遗传性因素及获得性因素（抗磷脂综合征、骨髓增生性因素）。PVT 起病隐匿，临床表现多无特异性，多见的临床表现为发热、腹痛、突发胃肠道出血、腹腔积液产生或突然增多，有些并无临床症状。PVT 诊断主要依靠影像学方法，主要包括彩色多普

笔记

勒超声、磁共振显像、DSA 造影及 CT 血管造影等。其中彩色多普勒超声因其无创、经济、准确率高，使用较广。PVT 的治疗根据发病时间长短、患者年龄、栓塞部位和程度以及是否伴门静脉高压并发症的不同而具体选择不同治疗方案，如溶栓、抗凝、经颈静脉肝内门体静脉内支架分流术（transjugular intrahepatic portosystem stent-shunt，TIPSS）、手术治疗（球囊成形术、栓塞抽吸清除术等）等。

病例点评

PVT 由于其起病隐匿、发病率不高、缺乏特异性症状和体征，极易被误诊、误治。PVT 轻症患者可自行代偿，重者可能因急性肠坏死、上消化道大出血而死亡。因此，在临床上需要警惕 PVT 形成的可能，早期发现、早期治疗对患者预后具有重要意义。

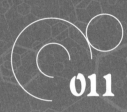

011
阻塞性睡眠呼吸暂停低通气综合征合并慢性湿疹1例

病历摘要

患者，男性，71岁，主因"间断打鼾伴睡眠呼吸暂停40余年，发热伴嗜睡1周"入院。

[现病史] 患者睡眠打鼾伴呼吸暂停40余年，伴夜间憋醒、口干，饮水后可缓解，未重视。上述症状持续存在且逐渐加重，体重逐渐增加。1周前"中暑"后出现发热，体温最高39.2℃，伴乏力、大便次数增多，于当地医院完善相关检查诊断"肺炎，结肠病变性质待定（结肠癌不除外）"，给予头孢西丁、左氧氟沙星、莫西沙星等抗感染治疗后大便次数正常，体温反复，最高达38.9℃，为求进一步诊治入院。

[既往史] 既往高血压病史30年、糖尿病史7年，类风湿性

49

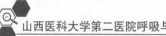

关节炎病史 7 年，不规律行生物制剂、激素、非甾体类抗炎药联合免疫制剂治疗。

[体格检查] 体温 38.6 ℃，脉搏 80 次/分，呼吸 20 次/分，血压 121/69 mmHg，肥胖体型，小颌畸形，嗜睡，查体欠合作，四肢皮肤粗糙，双手掌指关节及双肘关节皮肤增厚，呈褐色改变。口唇发绀，双肺呼吸音弱，未闻及明显干、湿性啰音，余查体未见明显阳性体征。

[辅助检查] 血常规（外院）：WBC 7.85×10^9/L，RBC 3.98×10^{12}/L，Hb 127 g/L，PLT 200×10^9/L。离子（外院）：K^+ 3.54 mmol/L，Na^+ 123.5 mmol/L，Cl^- 84.6 mmol/L。胸部 CT（外院）：双肺间质性炎症，降主动脉扩张，食管裂孔疝。结肠镜（外院）：乙状结肠病变，考虑恶性疾病可能。

[入院诊断] 双肺肺炎，阻塞性睡眠呼吸暂停低通气综合征，低钠血症，类风湿性关节炎，高血压病 3 级（很高危），2 型糖尿病，结肠病变性质待定。

[治疗] 患者主要症状为发热、嗜睡，分析其嗜睡原因可能如下。①低钠血症：外院查血钠 123.5 mmol/L，我院查血钠 120 mmol/L，故积极给予 3% 高渗盐纠正低钠血症；②呼吸衰竭：患者睡眠打鼾伴呼吸暂停 40 余年，反复发热后出现嗜睡，需考虑感染引起呼吸衰竭的可能，行血气分析示 pH 7.47，PO_2 95 mmHg，PCO_2 32 mmHg，SO_2% 98%，未发现明显二氧化碳潴留；③睡眠呼吸暂停：行多导睡眠监测示 AHI 每小时 45.2 次，SPO_2 < 90%，TST 44.7%，SPO_2 最低值 63%，符合重度阻塞性睡眠呼吸暂停低通气综合征，给予无创呼吸机辅助通气（ST，IPAP/EPAP 18/10 cmH_2O）。患者发热，院外使用头孢西丁、左氧氟沙星、莫西沙星效果差，入院给予美罗培南（1 g、每 8 小时 1 次）抗感染治疗。患者外院行结肠镜示乙状

笔记

结肠病变，应进一步行病理活检明确病变性质，但家属考虑患者年龄大，不能耐受病理活检及手术治疗，且目前病情较重，暂不考虑行进一步检查。患者经上述治疗3天后，意识转清、未再发热，意外的是双手皮肤病变亦有所好转，住院期间行双手背皮肤病理检查示（手背）角化过度，表皮增生，棘层肥厚，基地色素增加，真皮浅层血管周围少量淋巴细胞浸润。出院规律使用无创呼吸机辅助通气3个月后，双手皮肤角化过度及色素沉着明显好转（图11-1）。

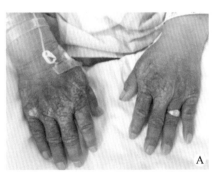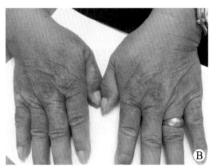

A：治疗前　　　　　　　　　　B：治疗后

图11-1　治疗前后双手皮损改变情况

病例分析

阻塞性睡眠呼吸暂停低通气综合征（obstructive sleep apnea hypopnea syndrome，OSAHS）是最常见的睡眠呼吸疾病，表现为反复发作的上气道塌陷导致口鼻气流消失即呼吸暂停、氧饱和度下降和睡眠结构紊乱，其发病率在男性中为4%，女性中为2%。OSAHS已证实可引起多系统并发症，如心血管疾病、内分泌代谢紊乱、泌尿生殖功能障碍、认知功能障碍等。近期研究认为OSAHS与皮肤疾病亦存在相关性，其可能的机制包括：①OSAHS可导致前炎症状态增加，引发炎症相关皮肤病；②OSAHS典型病理生理改变——慢性间歇低氧可促进皮肤肿瘤（如黑色素瘤）新生血管形成及肿瘤生长；③ OSAHS 患者体型肥胖可加剧炎症状态；④OSAHS 与部分皮肤疾病存在共同危险因素（如代谢综合征）；⑤交感神经兴奋性增高。

与 OSAHS 相关的皮肤疾病包括银屑病、黑棘皮病、寻常型痤疮、湿疹、过敏性接触性皮炎、类天疱疮、糖尿病足溃疡、色素过度沉着、夜间多汗、恶性肿瘤、荨麻疹等，其中银屑病与 OSAHS 相关性最大。

病例点评

本例患者患慢性湿疹 40 余年，反复就诊、治疗未见好转。本次因发热伴嗜睡入院，经无创呼吸机辅助通气治疗后意外地发现其双手背侧面慢性湿疹明显改善。睡眠不足、慢性缺氧、反复觉醒可能是 OSAHS 影响慢性湿疹形成及修复的重要因素。

012
IgG4 相关性鼻部疾病 1 例

病历摘要

患者，男性，55 岁，主因"气短 2 年余"入院。

[现病史] 患者于 2016 年 12 月淋雨后出现鼻塞、流涕，咽部异物阻塞感，气短，平路可行走，上 2 层楼感气短，喉部可闻及喘鸣音，有痰，不易咳出，痰为白色黏痰。无咯血、胸痛，无发热、乏力、食欲缺乏，无恶心、呕吐，无反酸、胃灼热感。就诊于当地医院，行抗感染治疗后未见好转。自行中医调理，自觉症状减轻。2017年 9 月 27 日于本院门诊行肺功能 + 扩张检查，提示极重度阻塞性通气障碍，考虑固定性上气道阻塞，口服泼尼松 30 mg/次、1 次/天，塞曲司特 80 mg/次、1 次/天，头孢克洛 3 粒/次、2 次/天治疗，气短症状有所缓解；2017 年 10 月 23 日泼尼松减为 15 mg/次，11 月 6

日减为 10 mg/次，后逐渐停药。用药期间自觉鼻塞、咽部阻塞感减轻，仍气短，较前好转，可上 6 层楼梯。2017 年 12 月咳出 2 块黄色痰样物质，质硬，后感咽部阻塞感及气短症状减轻。2018 年 6 月因气短、咽部异物阻塞感，于山西某院行喉镜检查，自述正常（未见报告单），建议行支气管镜进一步检查。此后气短持续存在，为求进一步治疗，于 2018 年 10 月 16 日入住我科治疗。

[体格检查]　咽稍充血，咽后壁肥厚，扁桃体 I 度肿大，吸气相喉鸣音，双肺呼吸音弱，可闻及双相哮鸣音，双肺未闻及湿性啰音。心率 90 次/分，律齐，各瓣膜听诊区心音正常，未闻及杂音，腹软，肝、脾肋下未触及，双下肢无水肿。入我科后，行肺功能 + 扩张检查（2017-9-27，本院），提示极重度阻塞性通气障碍，考虑固定性上气道阻塞。

[辅助检查]　血气分析：pH 7.409，PCO_2 45.8 mmHg，PO_2 70.9 mmHg。化验回报（2018-10-16，本院）：肝功能、肾功能、离子、红细胞沉降率、血细胞分析、类风湿筛查、抗 ENA 多肽谱、血管炎均在正常范围内。心电图、甲状腺彩超、胸部 CT 检查（2018-10-18，本院）均大致正常。颈部 CT（2018-10-18，本院）：鼻中隔占位伴溶骨性骨质破坏，双侧上颌窦炎，考虑血管瘤，声门下（环状软骨与气管连接处）气道明显狭窄（图 12 - 1）。鼻窦 CT

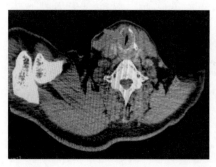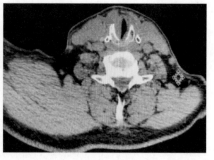

图 12 - 1　2018 年 10 月 18 日颈部 CT：气道明显狭窄（箭头所指处）

（2018-10-24，本院）：鼻中隔肿物（图12-2），于鼻内镜下行肿物活检，术中病检结果回报考虑 IgG4 鼻病。免疫组化回报（2018-10-30，本院）：IgG4 3320 mg/L（约40～50 个/HPF），考虑 IgG4 相关性疾病。经过一系列的检查考虑 IgG4 相关性疾病。

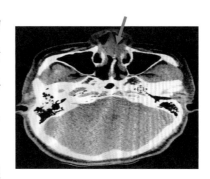

图 12-2　2018 年 10 月 24 日鼻窦 CT：鼻中隔肿物（箭头所指处）

［诊断］　IgG4 相关性鼻部疾病。

［治疗］　与风湿科医师沟通后建议给予患者激素治疗，故予甲泼尼龙治疗，患者呼吸困难症状明显缓解。

病例分析

IgG4 相关性疾病（IgG4-related disease，IgG4-RD）是 Kamisawa 等于 2003 年引入概念，又称为 IgG4 多器官淋巴细胞增生综合征，是一种免疫介导的慢性、系统性、自身炎症反应性疾病，通常累及多个器官或组织，包括胰腺（自身免疫性胰腺炎）、唾液腺和泪腺（米库利兹病）、肺（间质性肺炎）、肾（间质性肾炎）、腹膜后间隙（腹膜后纤维化）和垂体等。

（1）诊断标准：①一个或多个器官弥漫性或肿块性增大；②血清 IgG4 水平升高（＞1.35 g/L）；③病理组织学检查发现淋巴细胞和 IgG4 阳性浆细胞浸润（IgG4 阳性浆细胞/IgG 阳性浆细胞＞40%，且 IgG4 阳性浆细胞＞10 个/高倍视野）并伴随特征性的组织纤维化及硬化。确定诊断：①+②+③；很可能诊断：①+③；可能诊断：①+②。鼻部 IgG4 相关性疾病发病率不高，目前并没有专门针对该病的特定命名，部分患者的鼻部症状不明显，会因其他部位的症状就诊于其他科室；而部分患者因主要表现为鼻塞且其他器官受累症状不明，容易被误诊为慢性鼻炎、慢性鼻 – 鼻窦炎（CRS）或鼻部肿瘤。值得一提的是，lgG4 相关性鼻部疾病常伴有泪腺受累，被称为米库利兹病。

（2）IgG4-RD 的治疗：①所有有症状的、活动性 IgG4-RD 患者均需要进行治疗，部分需要紧急治疗；一部分无症状的 IgG4-RD 患者也需要进行治疗（专家同意率 87%，推荐等级 4/C 级证据）。②对于所有活动的、初治的 IgG4-RD 患者，首选糖皮质激素进行诱导缓解，除非患者存在糖皮质激素治疗的禁忌证（专家同意率 94%，推荐等级 2b/B 级证据）。共识中指出对于急性免疫性胰腺炎，伴或不伴硬化性胆管炎，起始泼尼松龙剂量为 30 ~ 40 mg/d，或 0.67 mg/(kg·d)，指南中给出的用药方案是在起始激素剂量维持 2 ~ 4 周后开始减量，每 2 周减 10 ~ 20 mg/d，20 mg/d 维持 2 周后每 2 周减 5 mg。部分医学中心在 3 ~ 6 个月内停用激素。而大部分日本专家建议小剂量激素维持 3 年。③对于部分（而非全部）IgG4-RD 患者，糖皮质激素单药治疗最终可能无法控制病情，且长期使用糖皮质激素会对患者造成严重的不良反应，所以在初始治疗时部分患者需要在糖皮质激素基础上联合使用免疫抑制剂（专家同意率 46%，推荐等级 4/C 级证据）。另一方面 B 细胞清除（利妥昔单抗）似乎在 IgG4-RD 中具有良好的疗效及应用前景。④诱导缓解治疗使患者达到临床缓解后，维持治疗可以使部分患者获益（专家同意率 94%，推荐等级 2b/B 级证据）。⑤如果 lgG4-RD 疾病复发，可再次使用糖皮质激素治疗，而对复发患者，再次治疗应考虑联合免疫抑制剂（专家同意率 81%，推荐等级 4/C 级证据）。

笔记

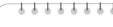

📋 病例点评

该患者自 2016 年 12 月就开始出现喉部有异物感，抗生素治疗效果不明显，曾行肺功能检查诊断为严重的气道阻塞，经过一系列相关检查指引，最后诊断为 IgG 相关性疾病，后予以激素治疗，患者气短症状明显好转。

在该患者诊疗的过程中，我们医生学习到，关于 IgG4 相关疾病的诊断，主要是靠临床症状加血清学、病理组织学检查加免疫组化发现 IgG4 血清水平升高及 IgG4 浆细胞。为此，在临床工作中，我们在遇到相关症状的患者时要扩展思路，争取尽早做出疾病诊断。

对于 IgG4 相关疾病的治疗，目前主要采用激素治疗，该患者早期有采用过激素治疗，症状也有明显的缓解，但是由于没有得到准确的诊断，所以治疗没有明确方向，结合后期激素治疗的效果可从治疗效果反推诊断方向，进一步明确诊断。希望通过该病例的分享，能为医生在该类疾病的诊断、治疗、预后方面提供参考。同时该病例也提醒我们，在临床上遇到呼吸困难患者时，除了慢阻肺、哮喘等常规病因之外，还应警惕一些少见病、罕见病的可能，这一点希望得到呼吸与危重症科医生的高度重视。

笔记

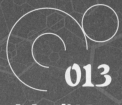

013
肺部真菌感染性疾病——
白色念珠菌肺炎 1 例

病历摘要

　　患者，男性，86 岁，主因"间断咳嗽、咳痰伴发热 1 月余，加重 1 周"来我院急诊。

　　[现病史]　患者 2017 年 9 月 25 日劳累后出现咳嗽、咳痰，痰为白黏痰，每天约吐 20 余口，伴发热，最高体温为 38.9 ℃，发热前无畏寒、寒战，伴呃逆，进食后明显，就诊于忻州市某医院，予中药及静脉输注药物治疗 10 天（具体药物不详），体温降至正常，好转出院。10 月 23 日再次出现发热，体温波动于 37.6～38.3 ℃，仍咳嗽、咳痰，性质同前，自行口服解热镇痛药体温可下降。26 日因呃逆影响进食就诊于山西某医院，行胃镜检查发现胃部息肉，并行息肉切除术，病理提示腺性息肉，后呃逆仍不缓解，咳嗽、咳痰

无变化，仍有发热，最高体温为 38.3 ℃，于 28 日就诊于我院急诊科，行血常规示 WBC 19.21 × 10^9/L，N% 91.55%，胸部 CT 示双肺斑片状高密度影，左肺为著，考虑"双肺炎"，予"莫西沙星 0.4 g/d"治疗 2 天，体温无明显变化。病程中不伴咽痒、打喷嚏、流清涕，不伴胸憋、气紧、胸痛、咯血、盗汗，不伴恶心、呕吐、腹痛、腹泻，不伴尿频、尿急、尿痛等症状。

[体格检查] 体温 38.2 ℃，脉搏 110 次/分，呼吸 20 次/分，血压 141/65 mmHg。口唇发绀，双肺呼吸音粗，未闻及干、湿性啰音，余无阳性体征。

[辅助检查] 血常规：WBC 19.21 × 10^9/L，NE 17.61 × 10^9/L，N% 91.55%。ESR 53 mm/h，降钙素原 0.40 ng/mL。G 试验：190.6 pg/mL。痰涂片：少量真菌孢子及菌丝。抗酸杆菌阴性，血培养、尿培养阴性，余化验大致正常。

胸部 CT 见图 13 – 1。

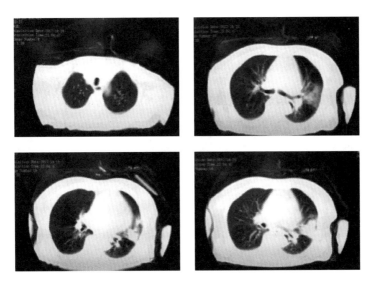

图 13 –1   10 月 28 日入院胸部 CT 示双肺均可见
斑片状高密度影，左肺为著

[治疗]　患者入住我院后初步评估考虑重症肺炎，于 10 月 31 日经验性予头孢西丁联合莫西沙星抗感染治疗，体温仍在 38.3 ℃ 波动，于 10 月 31 日调整为美罗培南联合莫西沙星、奥司他韦抗感染，同日下午病原学证据回报白色念珠菌感染，加用氟康唑抗真菌治疗，治疗期间体温波动在 37 ~ 38 ℃，咳嗽、咳痰好转，咳白黏痰，拉丝。11 月 3 日复查血常规 WBC 9.09×10^9/L，NE 8.16×10^9/L，N% 89.8%，提示治疗有效，降阶梯为哌拉西林舒巴坦联合左氧氟沙星及氟康唑抗感染治疗，治疗期间体温仍间断升高，在 37 ~ 38 ℃波动，11 月 7 日停用氟康唑，调整为米卡芬净 50 mg/d。11 月 10 日复查胸部 CT（图 13 - 2）示炎症明显吸收，但左肺可见结节样团块密度影，建议患者进一步明确病情，但患者因经济原因出院。

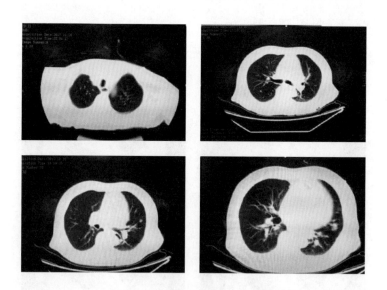

图 13 - 2　11 月 10 日复查胸部 CT 示炎症明显吸收，
但左肺可见结节样团块密度影

病例分析

随着抗生素、激素、免疫抑制剂及抗肿瘤药物的广泛使用，真菌感染日益增多，肺是深部真菌感染的常见脏器。真菌感染的发生是机体与真菌相互作用的结果，其最终结局取决于真菌的致病性、机体的免疫状态及环境条件对机体与真菌之间关系的影响。白色念珠菌是念珠菌属中一种最常见的条件致病菌，在正常机体一般不易致病，但对免疫功能低下者及年老体弱者则是致病力强、能危及生命的重要致病菌。结合相关文献报道，老年人易患白色念珠菌肺炎与下列因素有关：①白色念珠菌具有侵袭、自我保护及抑制细胞免疫的功能。②老年人因生理防御功能及免疫功能衰退、白介素-2产生减少导致T细胞增生能力减弱，易引起感染性疾病。老年患者呼吸器官功能退化，咳嗽反射与纤毛运动能力减弱，支气管、肺泡弹性减退，排痰功能减弱，易淤积分泌物。特别是老年慢性阻塞性肺病患者，更易引起真菌肺部感染。③长期联合应用广谱抗生素虽然清除了病原菌，同时也破坏了机体正常菌群，故易导致二重感染。④糖皮质激素、免疫抑制剂及化疗药等的应用降低了机体免疫力。⑤高浓度葡萄糖虽不适合细菌生长，但白色念珠菌却能生长。⑥侵袭性操作如留置导尿、气管插管、吸痰等增加了机会感染。

肺部真菌病的临床表现无特异性，急性期有发热、咳嗽、咳痰、胸痛、咯血等症状，与一般肺炎及肺结核相似。影像学检查也缺乏特异性，形态多样，如实变影、结节或团块影，可形成空洞，少见表现有肺间质改变或弥漫微结节影，因而早期诊断较困难，容易误诊。肺部念珠菌病的确诊必须依据病原学检查，合格的痰或支气管分泌物标本 2 次显微镜检酵母假菌丝或菌丝阳性，以及真菌培养有念珠菌生长，且 2 次培养为同一菌种，G 试验连续 2 次阳性即可确诊。常见误诊原因有：①本病虽日益增多，但多为继发性，其临床症状往往被原发病的症状所掩盖，加之医生警惕性不高；②影像学表现不典型，呈多样改变。因此当遇到以下情况时应想到患白色念珠菌肺炎的可能：A. 患有慢性消耗性疾病，或长期使用广谱抗生素、激素及免疫抑制剂的患者；B. 临床症状或影像学表现提示肺炎或肺结核，经系统抗感染及抗结核治疗，病情无缓解者或不能用原发病解释的肺部真菌感染者；C. 若见乳白色黏液样痰，且影像学表现在短期内变化很大，对本病诊断有参考价值；D. 影像学提示肺部病变多样化，不能用常见的肺结核、肺炎及肺癌等解释者；E. 临床疑有肺部真菌感染，但痰及咽拭子培养阴性，应做支气管镜检查，必要时取黏膜活体组织做病理学检查。

　　白色念珠菌肺炎的治疗有别于其他细菌感染性疾病，具有一定的特点：①本病一经确诊应立即停用一切广谱抗生素。②改善营养状态，增强患者抗病能力对本病恢复有重要意义。因此给予营养与支持疗法是非常必要的。③药物治疗：对念珠菌病抗真菌治疗应综合考虑患念珠菌病部位、感染念珠菌菌种、患者的基础病及危险因素以及药物的抗真菌作用和药动学/药效学特点，选用优化给药方案进行抗真菌治疗。目前用于治疗念珠菌病的抗真菌药物主要有四类，包括多烯类（两性霉素 B 及其含脂复方制剂）、三唑类、棘白菌素类和氟胞嘧啶。根据真菌培养的药敏试验来选用抗真菌药物。一般选择三唑类，唑类药物的作用靶酶为羊毛甾醇的 C-14 去甲基化酶，最终使麦角固醇合成受阻，细胞膜结构破坏，抑制真菌生长。特别是氟康唑具有低毒、高效的优点，常为首选。如患者耐药，可根据真菌药敏结果选用其他抗真菌药。

病例点评

在该患者入院后及时留取了痰标本等病原学证据并完善胸部CT明确病情，在治疗过程中多次评估疗效并根据病原学结果及时调整治疗方案，使患者得到了及时诊断和药物治疗，并取得良好疗效。对于确诊肺部真菌感染的患者应足疗程用药，待复查CT病灶吸收及病原学检查转阴后再出院。如患者坚持出院，应反复叮嘱患者和家属规律用药，密切观察病情，定期复诊，如再次出现呼吸道症状或其他部位感染表现应即刻到医院就诊，以免延误诊治。

白色念珠菌引起的呼吸道感染不具有典型性，这也是容易误诊的原因。念珠菌好发于口腔和肺部，老年人生理防御功能、免疫功能衰退，若伴有慢性阻塞性肺病等基础疾病更易引起真菌肺部感染。如果老年患者出现发热、咳嗽咳痰加重、呼吸困难、肺部新病灶，或者住院时间长，使用多种抗生素及激素等治疗后病情仍迁延不愈，应注意肺部真菌感染发生。应及时清洁口腔，取深部痰涂片行G试验和痰培养，以及进行血培养和其他排泄物的检测。一旦明确诊断，应立即行抗真菌治疗，并尽可能去除诱发因素，加强支持疗法。这样的病例在临床上屡见不鲜，误诊率高，希望得到呼吸内科医师的高度重视。

笔记

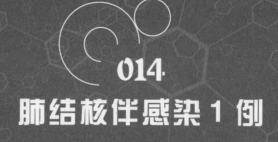

014
肺结核伴感染 1 例

病历摘要

患者，中年女性，主因"咳嗽、咳痰加重，胸前区疼痛，伴乏力、食欲缺乏"就诊。

[现病史] 患者 2011 年被诊断为肺结核，经规律抗结核治疗 18 个月后痰查抗酸杆菌转阴；2015 年因结核复发伴胸腔积液再次行抗结核治疗 18 个月，自述治愈。2018 年 4 月开始出现咳嗽、咳痰症状，痰为白黏痰、量多、无血丝、易咳出，无发热、乏力、食欲缺乏症状，间断口服罗红霉素疗效欠佳，后就诊于当地医院，完善相关化验检查后考虑"肺部炎症"，予以抗感染、止咳、祛痰等对症治疗好转后出院，院外上述症状仍间断出现，未继续诊治。2018 年 9 月咳嗽、咳痰加重，并出现胸前区疼痛，疼痛性质为隐

痛，多于咳嗽时出现，无腰部疼痛及放射痛，伴乏力、食欲缺乏，为进一步诊治，入住我科。

[体格检查] 双肺叩诊清音，听诊右下肺呼吸音弱，未闻及干、湿性啰音。心率80次/分，律齐，各瓣膜听诊区未闻及病理性杂音。双下肢无水肿。

[辅助检查] 红细胞沉降率：80 mm/h。抗酸杆菌涂片（痰）：抗酸杆菌（＋）。

胸部CT：①右肺门处实变伴阻塞性肺不张；②双肺多发小结节；③右肺上叶及中叶支气管扩张；④纵隔多发增大淋巴结；⑤甲状腺左侧叶结节（图14－1）。

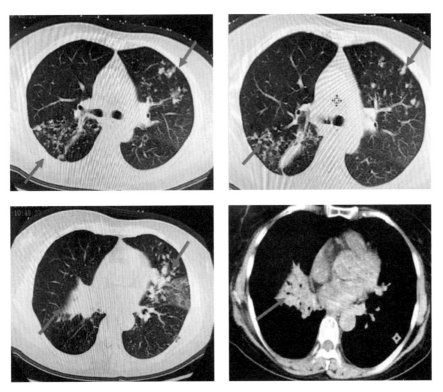

图14－1　入院后胸部CT：双肺多发小结节（箭头所指处）

[初步诊断] 肺结核（病原学阳性）。

[治疗]　结合患者病史、症状及体征，考虑诊断为肺结核伴感染，予报传染卡，转入结核医院继续治疗。

病例分析

肺结核（pulmonary tuberculosis，PTB）是指由结核分枝杆菌感染所导致的肺部感染性疾病，主要通过呼吸道传播，潜藏于携带人群中，当机体免疫力下降时才出现一系列结核症状。它的诊断以病原学（包括细菌学、分子生物学）检查为主，结合流行病史、临床表现、胸部影像、相关的辅助检查及鉴别诊断等，进行综合分析做出诊断，最终以病原学、病理学结果作为确诊依据。儿童肺结核的诊断，除痰液病原学检查外，还要重视胃液病原学检查。

目前临床上通过药物抗结核治疗，已经显著降低了肺结核的发病率，但仍有部分患者治疗情况不理想，或因其他因素引起结核复发，此时则需再次抗结核治疗，有下列情况之一者应复治：①初治失败的患者；②规则用药满疗程后痰菌检查复阳的患者；③不规律化疗时间超过 1 个月；④慢性排菌者。复治方案：2SHRZE/1HRZE/5HRE；2SHRZE/1HRZE/5H3R3E3；2S3H3R3Z3E3/1H3R3Z3E3/5H3R3E3。复治患者均应做药敏试验，对于上述方案化疗无效的复治排菌病例可参考耐多药肺结核化疗方案并根据药敏试验加以调整，慢性排菌者一般用上述方案疗效不理想，具备手术条件时可行手术治疗。对久治不愈的排菌者要警惕非结核分枝杆菌感染的可能性。

病例点评

该患者为中年女性，既往肺结核史，以咳嗽、咳痰伴胸痛为主要临床表现，痰查抗酸杆菌阳性，胸部 CT 符合结核相关改变，考虑肺结核伴感染，予报传染卡，转入结核医院继续治疗。

对于肺结核反复发作、抗结核治疗疗效不佳的患者，应注意其是否为耐多药肺结核，需行药物敏感型检测，依据相关结果制定有效的治疗方案。

诊断合并继发感染时，应全面分析体温、局部的啰音、痰的性状和数量变化、末梢血血常规、痰细菌培养结果及其肺部的病理基础，并应与肺结核急性期体温和末梢血象偏高相鉴别。近年来肺结核发生率逐年升高，已成为了全球卫生关注的热点。早期的肺结核症状并不典型，特别是其中结合病灶较小者甚至无法检测出。当病情出现进展，结核病灶增大后，隐性患者可有叩诊浊音，待发展至后期患者可能存在胸膜下陷或变异等表现。多种抗生素、药物的联合治疗是治疗肺结核的关键，但频繁用药、药量的不科学使用，常导致患者机体产生抗药性，引起体内结核杆菌迅速增长，导致耐多药肺结核的发生，需要引起医生同行的重视。

笔记

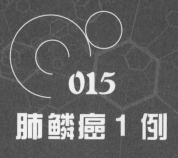

015
肺鳞癌1例

病历摘要

患者，男性，61岁，主因"间断咳嗽、痰中带血3月余，加重2个月"来诊。

[现病史] 无低热、盗汗、全身乏力，无气短、胸痛等。

[既往史] 既往吸烟30余年，10支/天，现已戒烟3年。

[体格检查] 生命体征平稳，心、肺、腹均无阳性体征，双下肢无水肿。

[辅助检查] 入院后化验血常规、肝肾功能、凝血检查均未见异常。PPD（－）。癌胚抗原10.16 ng/mL，细胞角蛋白19片段5.91 ng/mL。腹部彩超示肝、胆、胰、脾、双肾等未见异常。心脏

笔记

彩超示左室舒张功能减低,左室收缩功能正常。头颅 MRI 示左侧颞叶软化灶形成合并 Wallerian's 变性,双侧半卵圆中心、侧脑室旁缺血灶。全身骨扫描未见明显异常。胸部 CT 平扫 + 增强示左肺下叶占位性病变,考虑周围性肺癌可能性大。纵隔淋巴结轻度增大;行 CT 引导下肺穿刺活检示异型增生鳞状上皮呈巢团浸润角化,可见坏死,考虑中分化角化型鳞状细胞癌。

[诊断] 结合目前症状、体征及辅助检查,诊断明确为左肺下叶鳞癌(TN0M0 期)。

[治疗] 建议行手术治疗,患者及家属表示拒绝,遂予以 GP 方案治疗,化疗 6 个周期后复查胸部 CT 示左肺下叶病灶明显缩小。3 个月后再次复查胸部 CT 示左肺下叶病灶较前增大,予以外科手术治疗。

病例分析

该患者为中老年男性,既往有长期大量吸烟史,以间断咳嗽、痰中带血来诊,行胸部 CT 平扫 + 增强示左肺下叶占位性病变,考虑周围性肺癌可能性大;后行 CT 引导下肺穿刺活检示中分化角化型鳞状细胞癌;左肺下叶鳞癌诊断明确。

肺鳞状细胞癌在影像学上,其中 2/3 表现为中央型,1/3 为周边型,可伴空洞形成,位于中心时可呈息肉状突向支气管腔。此种类型的癌一般认为起源于吸烟刺激后的支气管上皮鳞状化生,根据癌巢角化细胞分化程度,将其分为高、中、低分化。鳞癌多见淋巴道和血行转移,也可直接侵犯纵隔淋巴结及支气管旁和纵隔软组织。术后局部复发比其他类型肺癌常见。

病例点评

　　原发性肺癌是世界范围内最常见的恶性肿瘤。从病理学类型和治疗角度来说，肺癌大致可以分为非小细胞肺癌和小细胞肺癌两大类，其中非小细胞肺癌占80%～85%，其余为小细胞肺癌。

　　肺癌的治疗手段有多种，应当根据患者的机体情况，肿瘤的细胞学、病理学类型，侵及范围（临床分期）和发展趋向，采用多学科综合治疗模式，强化个体化治疗，最终达到最大限度控制肿瘤、提高治愈率、改善患者生活质量、延长生存期的目标。

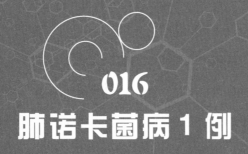

016
肺诺卡菌病 1 例

病历摘要

患者，女性，58 岁，主因"咳嗽、气紧加重，难以平卧，伴四肢乏力"就诊。

[现病史] 患者 2017 年 7 月 20 日受凉后出现发热、体温波动于 37.5～38.0 ℃，伴气紧、咳嗽、咳痰，痰量少，色淡黄不易咳出，痰无臭味，无拉丝。未重视。2017 年 7 月 28 日感咳嗽、气紧加重，难以平卧，伴四肢乏力，就诊于我院急诊，行胸部 CT 示双肺多发结节病灶，为进一步求治收入我科。

[既往史] 2017 年 5 月诊断皮肌炎，院外口服醋酸泼尼松片 50 mg、1 次/天，二甲双胍片 250 mg、3 次/天，辅酶 Q10 片、3 次/天。青霉素、甲硝唑过敏，余无异常。

[个人史]　无特殊。

[婚育史]　23岁结婚，生育2子，配偶体健。

[体格检查]　体温35.6 ℃，脉搏98次/分，呼吸20次/分，血压136/65 mmHg，身高160 cm，体重51.5 kg，余体检未发现明显异常。

[辅助检查]　PCT：3.64 mg/mL。血常规：WBC 20.9×10^9/L，RBC 4.38×10^{12}/L，Hb 123 g/L，PLT 280×10^9/L，N% 97.73%，NE 20.38×10^9/L，LY% 1.35%，LY 0.28×10^9/L，MO% 0.16%，MO 0.03×10^9/L。离子：K^+ 3.33 mmol/L，Na^+ 131 mmol/L，Cl^- 89 mmol/L，Ca^{2+} 1.97 mmol/L。ESR 117 mm/h。CRP 935 mg/L。G试验：195.5 pg/mL。

心电图：心房颤动，极度心动过速。

治疗前胸部CT见图16-1。

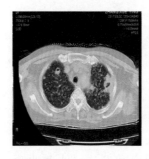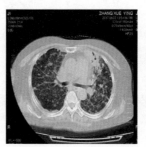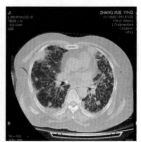

图16-1　治疗前胸部CT

痰培养：铜绿假单胞菌(++++)，黏质沙雷菌(++)、诺卡菌属。血培养：皮疽诺卡菌。血、痰培养结果见图16-2。

药敏结果：阿米卡星敏感；莫西沙星敏感；亚胺培南敏感；美罗培南耐药；复方新诺明敏感；头孢曲松敏感（痰），耐药（血）；利奈唑胺敏感。

[诊断]　肺诺卡菌病，皮肌炎。

笔记

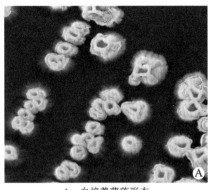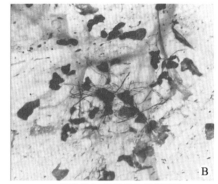

A：血培养菌落形态　　　　　B：痰涂片HE染色见分枝状菌丝

图 16 −2　血培养和痰涂片结果

[治疗]　醋酸泼尼松片改为 30 mg，抗感染药物根据细菌耐药谱使用亚胺培南西司他丁 0.5 h、1 次/6 h ＋ 复方磺胺甲噁唑片 0.96 g、3 次/d ＋ 依替米星 200 mg、使用 1 周，患者未再出现发热，呼吸困难症状较前好转。

[出院医嘱]　出院后继续口服复方磺胺甲噁唑片 0.96 g、3 次/d，治疗 2 个月，复查胸部 CT 较前明显好转（图 16 −3），治疗 6 个月后停药。

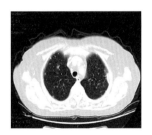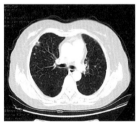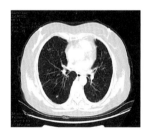

图 16 −3　治疗 2 个月后胸部 CT

病例分析

该患者有皮肌炎病史，且已口服醋酸泼尼松片（50 mg/d）2 个月，处于免疫功能抑制状态，容易合并条件致病菌感染。本病例中痰培养及血培养均培养出皮疽诺卡菌，结合患者病史、临床表现及胸部 CT，明确诊断为肺诺卡菌病，皮肌炎。肺诺卡菌病首选治疗药物为复方磺胺甲噁唑，本病例根据药敏结果联用亚胺培南西司他丁＋依替米星 1 周，出院后继续口服复方磺胺甲噁唑片，症状及复查胸部 CT 明显较前好转，治疗有效。

该病例提示临床见到长期大量使用激素或者存在免疫抑制的患者，需考虑条件致病菌感染；及时、多次、正确留取病原学标本，能提高致病菌检出率；对于肺部多发、多形态病变，除了考虑真菌、结核感染，还需考虑少见菌种感染；及早、规范用药能提高诺卡菌感染治疗的成功率。

病例点评

诺卡菌属于诺卡菌科，与分枝杆菌属同属于放线菌属，是普遍存在于环境中（泥土、植被、水体）的一种细菌，易侵袭免疫力低下的宿主，为条件致病菌。诺卡菌属于革兰阳性需氧菌，有分枝，不同程度的抗酸性，约 75% 的原发病变于肺部，可表现为大叶性肺炎、肺脓肿或非结核的症状。

已知对人类致病的诺卡菌包括星形诺卡菌（N. asteroids）、皮疽诺卡菌（N. farcinica）、豚鼠耳炎诺卡菌（N. otitidiscaviarum）、巴西诺卡菌（N. brasiliensis）。诺卡菌易感染各种免疫抑制人群，包括各种恶性肿瘤患者、获得性免疫缺陷综合征患者、接受器官移植或造血干细胞移植者及长期接受类固醇或其他免疫抑制药物治疗者。本例患者属于第五种人群——长期接受糖皮质激素治疗者。诺卡菌易经呼吸道吸入，最常感染肺部，可通过血行播散侵袭中枢神经系统、角膜、心脏瓣膜、肝脏、脾脏等部位；或者直接侵犯肺部邻近器官，比如胸膜、纵隔、心包等。外伤、伤口污染也可能导致环境中的诺卡菌侵犯人体，引起皮肤、软组织感染。肺诺卡菌易引起咳嗽、咳痰、呼吸困难、胸痛、咯血、发热、盗汗、体重下降、乏力，其影像学表现多样化，可为单发或多发结节病灶、炎性渗出病灶、空洞形成、胸腔积液，需与肺部真菌感染、肺结核及肺部肿瘤相鉴别。

治疗诺卡菌感染首选复方磺胺甲噁唑，也可根据药敏结果选择氨苄西林、阿莫西林/克拉维酸、三代头孢、利奈唑胺、阿米卡星等。可选择联合用药治疗，方案为复方磺胺甲噁唑＋阿米卡星、亚胺培南＋头孢噻肟、复方磺胺甲噁唑＋亚胺培南、阿米卡星＋亚胺培南或者阿米卡星＋头孢噻肟，用药总疗程一般不少于6个月，累及中枢神经系统及有免疫抑制的患者，疗程需1年以上，脑脓肿及皮下脓肿患者可行外科手术治疗。

017
隐源性机化性肺炎 1 例

📋 **病历摘要**

患者，女性，57 岁，主因"间断发热 23 天，加重 7 天"于 2017 年 12 月 13 日入院。

[现病史] 患者 2017 年 11 月 19 日受凉后出现发热，体温最高达 37.8 ℃，不伴寒战、鼻塞、流涕、咳嗽、咳痰等，未予特殊处理，5 小时后体温降至 37.0 ℃，自行口服感冒胶囊效果欠佳，次日再次出现发热，体温最高达 37.9 ℃，就诊于当地诊所，给予药物治疗（具体不详），体温降至正常。2 天后停药，体温再次升高，最高达 38.0 ℃，再次就诊于当地诊所，给予药物治疗（具体不详）后体温降至正常，停药后体温又升高，最高达 37.9 ℃，就诊于当地诊所，化验示血象偏高（具体不详），给予口服"利君沙"治

疗，效果欠佳，体温每日均有升高，波动于37.4～38.0 ℃，遂就诊于山西某医院，完善胸部CT等检查，考虑双肺炎症，给予莫西沙星、美洛西林抗感染治疗8天，效果欠佳，仍有发热，多于每晚20:00～22:00出现，体温最高达38.5 ℃，且住院期间逐渐出现咳嗽，为干咳，无痰，伴食欲缺乏、乏力，不伴盗汗、消瘦等，不伴光过敏、口腔溃疡、关节痛、皮疹、脱发、猖獗性龋齿、口干、眼干、皮肤干燥等。2017年12月12日就诊于我院急诊科，完善相关化验及检查，考虑双侧肺炎，给予左氧氟沙星、阿奇霉素、地塞米松5 mg后体温降至正常，当日未再出现发热，现为进一步诊治，入住我科。自发病以来，精神差，食欲欠佳，睡眠尚可，大小便正常，自发病以来体重减轻2.5 kg。

[既往史]　既往体健，否认高血压、冠心病、糖尿病病史，对抗菌优过敏。

[体格检查]　体温36.8 ℃，脉搏80次/分，呼吸20次/分，血压106/78 mmHg。神志清楚，自由体位，查体合作，全身皮肤略苍白，睑结膜略苍白。口唇无发绀，球结膜无水肿。咽部无充血，扁桃体无肿大。右下肺叩诊音稍浊，左肺呼吸音清，右下肺呼吸音弱，右下肺可闻及少量湿性啰音。心率80次/分，律齐，各瓣膜听诊区未闻及杂音。腹平软，无胃肠型和肠蠕动波，无压痛及反跳痛，肝脾肋下未触及，移动性浊音阴性。双下肢轻度、对称性、凹陷性水肿。

[辅助检查]　外院血生化：ALT 154 U/L，AST 117 U/L，总蛋白58.8 g/L，白蛋白30.0 g/L，GGT 123 U/L。

胸部CT（2017-12-12，我院）：双肺下叶炎症（图17-1）。

血常规：WBC 6.65×10^9/L，RBC 3.36×10^{12}/L，Hb 102.0 g/L，CRP 103.98 mg/L。血生化：二氧化碳结合力29.18 mmol/L，AST

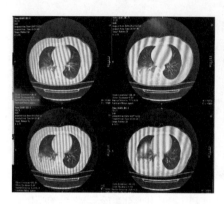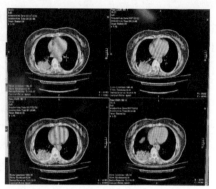

图 17 - 1　2017 年 12 月 12 日胸部 CT

140.4 U/L。血气分析：pH 7.536，PO_2 63.1 mmHg，PCO_2 29.5 mmHg，氧合指数 301 mmHg，肺泡动脉氧分压差 39.7 mmHg。ESR 120 mm/h。

心电图：窦性心律，正常心电图。腹部彩超：餐后胆囊、肝、胰、脾、肾未见明显异常。

[初步诊断]　肺炎。

[治疗]　莫西沙星 400 mg，1 次/天；无水头孢唑啉钠 2 g，每 12 小时 1 次。患者仍有发热，体温最高 38.8 ℃，于 2017 年 12 月 18 日复查胸部 CT 较前无明显变化（图 17 - 2），考虑隐源性机化性肺炎可能，故加用地塞米松（5 mg/d），体温降至正常。

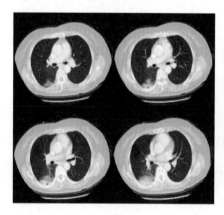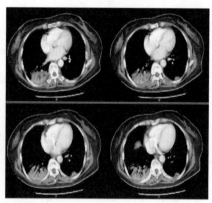

图 17 - 2　2017 年 12 月 18 日胸部 CT

于 2017 年 12 月 19 日完善经皮肺穿刺活检，结果回报：肺泡萎陷，肺泡腔内可见炎性纤维素性渗出，部分形成机化小结，间质有大量淋巴细胞、浆细胞为主的炎细胞浸润伴纤维组织增生及炭末沉积，考虑炎性病变，结合临床符合机化性肺炎。

2017 年 12 月 20 日复查血常规：WBC 9.52×10^9/L，Hb 107.0 g/L（较前升高），PLT 399.00×10^9/L，N% 62.50%。肝功能：丙氨酸氨基转移酶 44.20 U/L（较正常偏高），门冬氨基转移酶 31.90 U/L。ESR 80.00 mm/h。患者于 12 月 21 日出院。

[出院医嘱] 醋酸泼尼松片 30 mg，顿服，1 次/天；复方甘草酸苷片剂 50 mg，口服，3 次/天。后于 2017 年 3 月 20 日复查胸部 CT，病灶较前几乎完全吸收（图 17 – 3）。

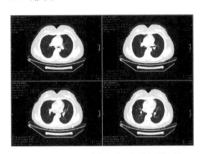

图 17 – 3　2017 年 3 月 20 日复查胸部 CT

病例分析

隐源性机化性肺炎是特发性间质性肺炎的一种。病理上以肺泡和肺泡管中肉芽组织栓形成为特征，肉芽组织栓可延伸到细支气管，特点为：①隐源性；②继发于感染、药物毒性、吸入的病原体、有毒气体、胃食管反流、胶原性疾病、器官移植或放射治疗的二次肺损伤；③组织学可与血管炎、淋巴瘤、肺癌、过敏性肺炎、嗜酸性粒细胞性肺炎、急性间质性肺炎、非特异性间质性肺炎等相近。

病理过程及机制：在诱因影响下，炎症细胞产生纤维蛋白，在肺泡内形成纤维素样炎性细胞群，炎症细胞减少，纤维蛋白、成纤维细胞增多，形成纤维炎性肉芽组织，在肌成纤维细胞的参与下出现特征性的成熟肉芽组织，随着病情控制，进入机化病灶消散阶段。

临床表现无特异性，可表现为咳嗽、发热、乏力、呼吸困难、体重减轻等症状。影像学亦无特异性，可表现为双肺多发斑片状肺泡影，双肺弥漫性间质影，孤立局灶病变。

治疗上，首选糖皮质激素，初始以 0.75～1 mg/（kg·d）治疗 3 个月，之后减为 40 mg/d 治疗 3 个月，之后逐渐减量，6～12 个月将激素全部撤回。其他药物包括大环内酯类及细胞毒类药物。无症状或症状轻微者，单纯使用大环内酯类药物即可缓解临床症状；对于急性进展性隐源性机化性肺炎的患者，单用糖皮质激素无效或疗效差时，联合应用环孢素和大环内酯类药物可改善病情。使用大剂量泼尼松治疗后仍有复发者，可辅以大环内酯类药物阿奇霉素缓解病情。但细胞毒药物，如环磷酰胺和硫唑嘌呤，疗效尚未确定。

病例点评

隐源性机化性肺炎既往属于少见病类型，但随着近年来该病患病率逐年升高，对此疾病认识也在不断地增长，该疾病常有感冒、受凉诱因，且多有咳嗽、乏力、发热等非特异表现，因此，隐源性机化性肺炎在早期常被误诊为细菌性肺炎。组织病理学诊断为金标准，但新的诊断标准认为病理并非唯一金标准，因此，综合患者症状、体征、实验室检查、病理结果、治疗效果，更能支持诊断结果。

一旦出现难治性肺炎，在足量抗感染治疗的基础上，若肺部病灶无明显好转，则需考虑非感染性因素所致肺部病变，例如免疫相关、药物相关、风湿、血液系统疾病等非感染性因素所继发或并发的肺部病变，最佳的确诊手段是获得病理学结果，以明确诊断，进而进行针对性治疗。

018
机化性肺炎1例

患者，男性，71岁，胸痛1个月，咳嗽、咳痰1周。1个月前开始出现间断右侧胸壁腋前线第5肋间针扎样疼痛，深吸气、剧烈活动后疼痛加重。1周前开始出现咳嗽、咳痰，痰为白色泡沫样，不易咳出。

[体格检查] 神志清，精神可，口唇无发绀，听诊双肺呼吸音粗，未闻及干、湿性啰音。

[辅助检查] 入院后相关化验：ESR 53 mm/h，CRP 8.52 mg/L，结核感染T细胞检测斑点试验抗原A：2，结核感染T细胞检测斑点试验抗原B：5。血常规、尿常规、便常规、肝肾功能、离子未见明显异常，肿瘤标志物未见异常，痰细菌学检查、G试验未见异常。血气分

析：pH 7.413，PCO_2 40.6 mmHg，PO_2 84.3 mmHg，HCO_3^- 25.4 mmol/L，肺泡动脉氧分压差 3.5 mmHg。

胸部增强 CT（图 18 - 1）：右肺上叶占位，病灶内不均匀强化，考虑周围型肺癌，CT 值 44 HU，建议 CT 引导下行穿刺活检；纵隔淋巴结肿大，肺气肿伴多发肺大疱，右侧胸腔积液。肺穿刺病理回报：（右肺占位）送穿刺组织多条，可见肺泡，肺泡间隔增宽，伴淋巴、浆细胞为主的炎性细胞浸润及纤维组织增生、局灶炭末沉积，周围肺泡上皮轻度增生，部分肺泡腔扩张，其内可见成纤维细胞增生伴黏液变性、呈息肉样生长结构（Masson 小体），部分肺泡萎陷，另见坏死组织一条。经抗感染及对症支持治疗 1 周，复查胸部 CT，病灶未见明显吸收，根据结核相关化验，结核可除外。

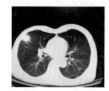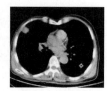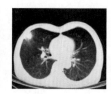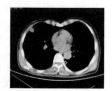

图 18 - 1　2018 年 7 月 11 日胸部 CT

[诊断]　结合肺组织病理结果诊断为机化性肺炎。

[治疗]　患者院外口服泼尼松片 30 mg 抗感染治疗 1 个月后，复查胸部 CT（图 18 - 2），病灶明显吸收，治疗有效。出院 2 个月后复查胸部 CT（图 18 - 3）。

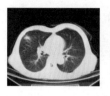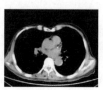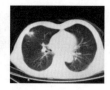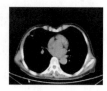

图 18 - 2　院外抗感染治疗 1 个月后复查胸部 CT

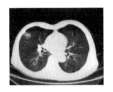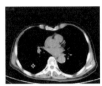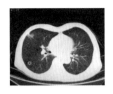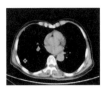

图 18-3　出院2个月后复查胸部 CT

病例分析

1983 年 Davison 首先提出了机化性肺炎（organizing pneumonia，OP）的概念，1985 年 Epler 将同样的病理学改变定义为"特发性闭塞性细支气管炎伴机化性肺炎（idiopathic obliteransorganizing pneumonia，iBOOP）"，其病理学特点为肺泡内、肺泡管伴或不伴呼吸性细支气管及终末细支气管腔内机化性渗出物和肉芽组织形成的间质性肺疾病。隐源性机化性肺炎（cryptogenic organizing pneumonia，COP）是一种少见疾病，属于特发性间质性肺炎（idiopathic interstitialpneumonias，IIPs）中的一种亚型，占 IIPs 的一大部分，近年来 COP 的发病率呈上升趋势。目前，COP 诊断主要依靠患者的临床表现、影像学及病理学分析，并除外继发性机化性肺炎（secondary organizing pneumonia，SOP）。其发病年龄以 50~60 岁为多，平均 55 岁，无性别差异，与吸烟无关。病程多在 2~6 个月以内，2/5 的患者发病时有类似流感的症状，如咳嗽、发热、周身不适、乏力和体重减轻等，常有吸气末爆裂音。其 CT 表现有一定特征性，具体表现为：①在病灶形态方面，病变表现为实变影最多见，占 66.7%，与病理上所见肺泡及小支气管大量炎症细胞浸润致渗出及纤维化形成息肉相关；其次，磨玻璃影占 56.7%，提示病理上可能与合并肺泡间质的炎症细胞浸润有关。在实变及磨玻璃病灶中多可见支气管充气征（70%），在

83

部分病例及病灶吸收期多见线带状影（63.3%），表现为沿小叶间隔放射样分布，可能与血管的走行有关，治疗后部分可吸收，部分可能永久存在；10%的患者影像学表现为结节、团块影，形态不规则，边缘可见毛刺。②在病灶分布方面，病变表现为大多数病灶分布于胸膜下，占80%，且以双下肺野为主，两侧阴影不对称；约36.7%病灶沿支气管血管束分布，该类病灶多分布于上中肺，治疗吸收后易遗留沿血管分布的线带状影。③其他方面，有46.7%的患者会出现胸膜反应，表现为少量胸腔积液及胸膜局限性增厚，但不具有特异性；26.7%出现反晕征，此征象在COP中具有一定特征性，表现为中央磨玻璃影，边缘为新月形或环形致密实变影，病理证实磨玻璃影为肺泡间隔炎症及细胞碎片；COP易反复，出现病灶游走，占56.7%，此在COP中亦具有一定特征性。糖皮质激素是目前治疗COP的首选药物，大部分患者治疗反应性好，极少数患者虽经激素积极治疗但病情仍持续进展。目前关于COP治疗过程中糖皮质激素使用的起始剂量、减量方法和疗程尚无统一的标准，一般推荐使用糖皮质激素0.75 mg/（kg·d），维持4~6周后逐渐减量，总疗程6~12个月；在COP患者治疗中的最大问题是在糖皮质激素减量或停药过快时常会复发，但复发后再次使用激素治疗效果仍然较好。

📋 病例点评

机化性肺炎诊断需通过"临床-影像-病理学诊断"的方式获得，病理学首先证实存在机化性肺炎，然后结合临床、影像及辅助检查结果进行综合分析，排除其他可能的病因和潜在疾病后，才能诊断。

糖皮质激素是治疗 COP 的首选药物，但关于其起始剂量、减量方法和使用疗程等，目前国内外尚无统一的规范。

COP 的复发率很高，有报道复发率可高达 58%，其中 19% 复发 3 次或 3 次以上。病情复发常发生在激素减量或停药后的 3 个月内。免疫抑制剂可以减少激素用量和降低复发率，可以根据患者情况酌情选用。预后优于其他间质性疾病，部分病例可有自行缓解的趋势，早期诊断、早期治疗是影响预后的重要因素。

笔记

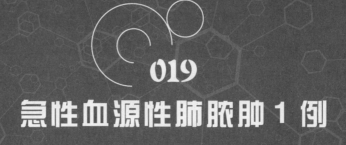

019
急性血源性肺脓肿 1 例

病历摘要

患者，男性，37 岁，主因"发热伴咳嗽、咳黄色腥臭味脓痰 6 天"入院。

[现病史]　患者于 6 天前着凉后出现发热，体温最高为 39 ℃，伴咳嗽、咳痰，痰量 50 ~ 70 mL/d，为黄色腥臭味脓痰，静置可分层，不伴畏寒、寒战，无咯血、胸痛、呼吸困难等，行胸部 CT 示左肺下叶空洞性病变，纵隔淋巴结增大（图 19 - 1），为进一步诊治入住我科。

[既往史]　既往有糖尿病病史，未使用药物控制。

[体格检查]　唇红，左下肺呼吸音弱，双肺未闻及干、湿性啰音。

[诊疗经过]　入住我科后给予控制血糖、头孢他啶联合依替米

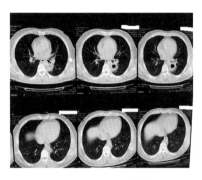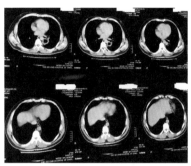

图 19 - 1　左肺下叶空洞性病变、纵隔淋巴结增大

星抗感染、氨溴索化痰等对症治疗。复查胸部 CT 示右肺上叶炎症、左肺下叶空洞性病变，考虑肺脓肿，纵隔淋巴结增大（图 19 - 2），遂调整抗生素为替考拉宁及泰能抗感染治疗。1 周后再次复查胸部 CT 示右肺上叶炎症较前减轻，左下肺渗出病灶范围缩小，空洞减

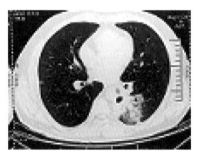

图 19 - 2　右肺上叶炎症，左肺下叶空洞性质病变，纵隔淋巴结增大

小（图 19 - 3），降级抗生素为哌拉西林舒巴坦联合替考拉宁抗感染治疗后出院。出院后规律口服莫西沙星片，1 个月后复查胸部 CT 示右肺上叶磨玻璃斑片影，左肺下叶背段多发斑片影、结节影；左肺下叶内基底段支扩伴索条、空洞；右肺中叶近叶间裂肺气肿(图 19 - 4)。

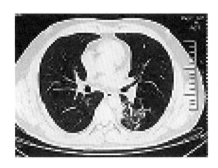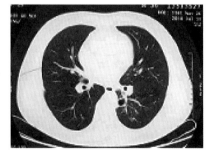

图 19 - 3　胸部 CT 示右肺上叶炎症较前减轻，左下肺渗出病灶范围缩小,空洞减小

图 19 - 4　胸部 CT 示左肺下叶病灶明显吸收

🔬 病例分析

肺脓肿是指以厌氧菌为主的多种病原菌所引起的肺组织坏死和脓腔形成，可见于任何年龄，以青壮年较多见，男性多于女性。根据感染途径，分为吸入性肺脓肿、继发性肺脓肿、血源性肺脓肿。主要临床表现为高热、咳嗽和咳大量脓臭痰。胸部影像学检查显示肺部大片浓密炎性阴影中有脓腔和（或）液平。其治疗原则包括抗感染、痰液引流，必要时行手术治疗。

肺脓肿的治疗疗程一般为 8～12 周，直到临床症状完全消失，胸部 X 片显示脓腔及炎性病变完全消失。当其临床症状改善后，抗生素静脉滴注可改为口服。

该患者在充分的抗感染、化痰的情况下复查胸部 CT 示双肺出现多发的斑片状密度增高影，结合患者血糖控制较差，提示存在血源性肺脓肿，这时我们要考虑调整抗生素为可覆盖球菌的替考拉宁或利奈唑胺或万古霉素行抗感染治疗。

➕ 病例点评

我们对于疾病的治疗和预后必须要有一个整体的把控，当出现超出预计的症状、体征或影像学表现时，需要综合分析病因，积极寻找导致这种变化的原因，针对原因来进行处理。

020
急性肺血栓栓塞症1例

病历摘要

患者，女性，79岁，主因"突然出现胸憋气紧加重、黑蒙、不能站立，伴咳嗽"就诊。

[现病史]　2018年9月患者出现间断咳嗽、伴胸憋、气紧、乏力、头晕，活动后加重，无咳痰、畏寒，无头痛、头晕，无心悸、咯血，无视物模糊、黑蒙等不适，口服复方甘草片，症状可缓解。此后患者上述症状逐渐加重，活动耐力明显下降，平地快走时感气紧。2018年12月6日患者突然出现胸憋气紧加重、黑蒙、不能站立，伴咳嗽，无发热、咳痰，无胸痛、心悸，无恶心、呕吐，大汗，无肩背部疼痛。就诊于当地医院，给予吸氧、抗感染治疗，症状无明显缓解。

[既往史]　高血压病史 10 年，平素口服苯磺酸左旋氨氯地平 2.5 mg，美托洛尔 12.5 mg、2 次/天，单硝酸异山梨酯 20 mg、2 次/天。发现高血糖 15 年，未行特殊治疗，未监测血糖。2013 年因头晕就诊于当地医院，考虑脑梗死，院外规律口服辛伐他汀 10 mg（早 1 次），阿司匹林肠溶片 100 mg（早 1 次）治疗。2003 年因外伤致右下肢胫骨骨折，于当地医院行钢板植入术。否认肝炎、结核等传染病史，否认输血史，否认食物、药物过敏史。

[其他]　个人史、婚育史、月经生育史、家族史无特殊。

[体格检查]　体温 36.4 ℃，脉搏 78 次/分，呼吸 30 次/分，血压 136/71 mmHg。发育正常，营养中等，正常面容，神志清楚，查体合作，全身皮肤、黏膜无黄染及出血点，全身浅表淋巴结未触及肿大。口唇稍绀，咽无红肿，扁桃体无肿大。胸廓无畸形，双肺呼吸动度一致，双肺语颤一致，双肺叩诊清音，双肺呼吸音清，未闻及干、湿性啰音。心率 78 次/分，律齐，各瓣膜听诊区未闻及杂音。腹部平坦，全腹无压痛及反跳痛。双下肢无水肿。

[辅助检查]　心脏彩超：右心房、右心室形态饱满，三尖瓣轻度关闭不全，肺动脉高压 71 mmHg，心包积液（微量）。心电图：窦性心率，QT 间期延长，ST-T 异常。

双下肢血管彩超：左侧腘静脉血栓形成（不全型），右侧小腿肌间静脉血栓形成（完全型）。

胸部增强 CT：考虑两肺炎症，两肺动脉主干及分支充盈缺损，考虑肺动脉栓塞。双侧胸腔少量积液，右侧胸膜增厚（图 20 - 1）。

D-二聚体 1742 ng/mL，BNP 572.99 pg/mL。血气分析：pH 7.48，PCO_2 32.5 mmHg，PO_2 49.8 mmHg，BE 1.4 mmol/L，HCO_3^- 23.9 mmol/L，氧合指数 237 mmHg，肺泡动脉氧分压差 49.9 mmHg。

[诊断]　肺血栓栓塞症（PTE，中高危），Ⅰ型呼吸衰竭，呼

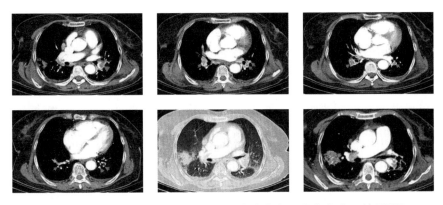

图 20 -1 胸部增强 CT（箭头示两肺动脉主干及分支充盈缺损影）

吸性碱中毒，肺动脉高压，肺源性心脏病。

[治疗] 一般治疗：绝对卧床，吸氧，对症处理。

抗凝治疗：低分子肝素钙6150 IU（100 IU/kg）、皮下注射、每12 小时 1 次。抗凝 1 周后，患者症状缓解不明显，给予患者阿替普酶 50 mg、微量泵 2 小时（10 天内卧床）溶栓治疗，溶栓治疗后第1 天起给予患者原剂量低分子肝素钙皮下注射进行抗凝治疗。低分子肝素钙抗凝 4 天后患者诉静脉输液穿刺及皮下注射部位出现大面积淤青，换用利伐沙班 20 mg 口服。

溶栓治疗 1 周后患者呼吸困难等症状明显好转，复查心脏彩超示主动脉瓣口少量反流，心包积液（微量），肺动脉压不高。CTPA显示两肺动脉主干及分支充盈缺损，较前面积有所减少。

患者院外继续口服利伐沙班抗凝治疗 6 个月~1 年。

病例分析

结合该患者病史、临床表现及辅助检查结果，明确诊断为急性肺血栓栓塞症。该患者病程长达 3 个月，住院前 5 天病情加重，考虑在慢性肺栓塞基础上出现下肢静脉血栓脱落引起新的肺动脉栓塞，故仍考虑急性肺栓塞，临床分级为中高危组，存在因肺血栓栓塞导致右心功能损伤，且患者经抗凝治疗1周后症状缓解不明显，急性发病未超过14天，仍在溶栓窗口期内，符合溶栓治疗适应证，在与患者及家属进行充分沟通后，给予患者溶栓治疗，经复查溶栓有效，序贯抗凝治疗。该病例提示我们在面对有突发呼吸困难、胸痛、晕厥、低血压等症状的患者时，需详细询问症状和相关病史了解是否存在肺栓塞。该疾病体检的重点是关注PTE的重要体征，以及有助于判断病情严重程度及其病因的其他体征。对于疑诊患者，需进行PTE可能性及风险评估，确定判断程序。对疑诊患者应进行心脏彩超、CTPA、肺动脉造影、MRPA、V/Q扫描等影像学检查，以明确PTE诊断。确诊的PTE需选择合适的治疗地点，低危及中低危患者可选择院外口服抗凝药物治疗，而中高危及高危患者需要住院密切观察病情变化。对PTE患者进行严重程度评估以及抗凝和溶栓治疗出血风险评估后再制定治疗方案。在治疗PTE时需进行生命体征监护，评估治疗效果和预后。最后需确定药物治疗疗程、定期监测凝血指标、出院随诊日期，出院后的注意事项。

📋 病例点评

肺血栓栓塞症（pulmonary thromboembolism，PTE）是以各种栓子阻塞肺动脉系统为其发病原因的一组疾病或临床综合征的总称。包括肺血栓栓塞症、脂肪栓塞综合征、羊水栓塞、空气栓塞等，其中肺血栓栓塞症占90%。PTE是由来自静脉系统或右心的血栓阻塞肺动脉或其分支所致的疾病，以肺循环和呼吸功能障碍为其主要临床和病理生理特征。肺栓塞血栓的常见来源：髂外静脉、股静脉、深股静脉、腘静脉、后胫静脉、腓肠肌静脉丛；肺栓塞栓子的少见

来源：右心、生殖腺静脉（卵巢或睾丸静脉）、子宫静脉、盆腔静脉丛、股外旋静脉（来自髋部）、大隐静脉、小隐静脉。

深静脉血栓形成（deep venousthrombosis，DVT）指血液在深静脉内不正常凝结引起的病症，多发生于下肢。DVT主要由血液淤滞及高凝状态引起，血栓与血管壁仅有轻度粘连，容易脱落成为栓子而形成PTE。PTE的栓子多来源于此，PTE为DVT的同源疾病，合称为静脉血栓栓塞症（venous thromboembolism，VTE）。

如果急性PTE后肺动脉内血栓未完全溶解，或PTE反复发生，出现血栓机化、血管重构、原位血栓形成、肺血管管腔狭窄甚至闭塞，导致肺血管阻力增加，肺动脉压力进行性增高，右心室肥厚甚至右心衰竭，这种病情被称为慢性血栓栓塞性肺动脉高压（chronic thromboembolic pulmonary hypertension，CTEPH）。

近年我国VTE诊断例数迅速增加，如阜外医院1997—2001年共收治VTE患者244例，而2002年1年即收治VTE患者103例，这种差异不能用发病率的变化来解释，主要还是早期对此病诊断认识不足和（或）诊断技术应用不当所致。

未经治疗的肺栓塞死亡率高，西方国家未经治疗的PTE病死率高达25%～30%，在临床死因中仅次于肿瘤、心梗，居第三位。美国每年29.64万例VTE患者死亡，死亡病例中60%被漏诊，只有7%得到及时正确诊断治疗。欧盟6个主要国家，每年有37.01万例VTE患者死亡，超过乳腺癌、前列腺癌、获得性免疫缺陷综合征和交通事故死亡的总和。死亡病例中大约27 473例（7%），死前被诊断；126 145例（34%）表现为突发致死性PTE；217 394例（59%）死亡前未得到诊断。根据国内50家大型医院统计资料，急性PTE住院病死率由1997年的25.1%降至2008年的8.7%。

急性肺栓塞临床症状不典型，主要表现为呼吸困难（80%～

90%），胸膜炎性胸痛（40%~70%），晕厥（11%~20%），烦躁不安、惊恐甚至濒死感（15%~55%），1%~5%患者出现低血压或休克，发生猝死率＜1%。需要与急性冠脉综合征及其他常见的引起胸痛或者呼吸困难的疾病相鉴别。通过 Wells 评分评估患者肺栓塞发生的临床概率，并进行初始危险分层，如患者有休克或低血压出现为可疑高危患者，需进行密切监测。病情稳定需尽快行 CTPA 明确诊断。确诊肺栓塞后即可加用抗凝治疗。

关于 PTE 治疗的临床关键点包括：①PTE 临床表现缺乏特异性，需对其症状和体征进行鉴别；②CTPA 可替代经典的肺动脉造影作为诊断段以上的 PTE 的重要手段；③D-dimer 阳性并不能诊断PTE，D-dimer 正常基本可排除急性 PTE；④对疑诊患者进行 PTE 可能性评估有助于减少不必要的检查；⑤抗凝与溶栓是 PTE 主要的治疗手段；⑥溶栓与否取决于 PTE 病情的严重程度和出血风险评估；⑦超声心动图、cTNI、cTNT、BNP、NT-proBNP 可用于评估病情严重程度及预测 PTE 预后；⑧维生素 K 拮抗剂是 PTE 抗凝治疗的基础，需密切监测凝血功能状态。新型口服抗凝药可替代华法林用于初始抗凝治疗。

笔记

021
结核性胸膜炎 1 例

病历摘要

患者，青年男性，31 岁，未婚，主因"间断胸憋、气紧 2 月余"常诊入院。

[现病史] 2018 年 3 月初活动后出现胸憋、气紧，伴咳嗽、乏力、食欲缺乏，无咳痰、发热、胸痛，2018 年 3 月 12 日就诊于忻州市某医院行胸部 X 线检查示右侧胸腔大量积液，化验结核感染 T 细胞检测显示阳性，诊断结核性胸膜炎，予阿莫西林 – 氟氯西林、左氧氟沙星、四联抗结核治疗，并行胸腔穿刺术放积液，为草绿色胸腔积液。院外继续口服四联抗结核药物，2018 年 5 月初上述症状再次出现，感胸憋、气紧，少量咳嗽、咳痰，为白色黏痰，就诊于我院门诊行胸部 X 线检查示右侧胸腔大量积液，为求进一步诊

治，入住我科。自发病以来，精神、食欲、睡眠欠佳，大小便正常，体重减轻约 6 kg。

[体格检查] 体温 36.6 ℃，脉搏 80 次/分，呼吸 19 次/分，血压 125/80 mmHg。神清语利，查体合作，全身皮肤、黏膜无黄染及出血点，颌下及锁骨上下浅表淋巴结未触及肿大，双侧结膜无充血水肿，口唇略绀，双侧颈静脉无怒张，听诊右肺呼吸音弱，左肺呼吸音清，未闻及干、湿性啰音。心律齐，心脏各瓣膜区未闻及病理性杂音。腹平软，无压痛、反跳痛，肝、脾肋下未触及，肠鸣音 3～5 次/分，双下肢无水肿。

[辅助检查] 胸部 X 线检查 (2018-05-17，本院)：右侧大量胸腔积液。入院完善检查，血常规：WBC 4.83×10^9/L，Hb 141.0 g/L，NE 2.83×10^9/L。ESR 60.00 mm/h，CRP 49.10 mg/L。尿常规：潜血(+)。生化：谷丙转氨酶 6.70 U/L，谷草转氨酶 15.00 U/L，K^+ 3.19 mmol/L，Na^+ 136.00 mmol/L，降钙素原 0.31 ng/mL。

入院当日行超声引导下胸腔穿刺置管术，术后结果回报，胸腔积液生化：总蛋白 58.00 g/L，白蛋白 22.80 g/L，腺苷脱氨酶 169.20 U/L，乳酸脱氢酶 4045.90 U/L。胸腔积液常规：比重 1.020，凝固物(-)，RIValta 氏试验(+)。

[初步诊断] 右侧胸腔积液性质待查，结核性胸膜炎？

[治疗] 入院后予头孢美唑联合左氧氟沙星抗感染治疗，并引流胸腔积液。第 2 日胸憋、气紧较前好转，几无咳嗽、咳痰。进一步化验结果回报，多肿瘤标志物鳞癌抗原 8.41 ng/mL；T-sopt 试验(+)。

最终诊断为结核性渗出性胸膜炎。治疗上予试验性抗结核治疗，乙胺丁醇片、异烟肼片、利福平胶囊、吡嗪酰胺片辅以口服激素（短期使用）促进胸腔积液消退，继续引流胸腔积液。住院治疗

笔记

10余日后复查胸腔超声提示胸腔积液量明显减少，遂拔管后出院。院外规律口服抗结核药物及激素（逐渐减量），嘱定期复诊。

病例分析

该患者青年男性，起病急，影像学检查提示单侧胸腔大量积液，针对胸腔积液进行疾病的鉴别诊断，根据患者青年男性、无基础疾病、单侧大量胸腔积液，应考虑到结核性胸膜炎的可能。需积极行胸腔穿刺抽液明确胸腔积液性质。针对结核性胸膜炎致胸膜渗出增多，出现气紧、呼吸衰竭等临床表现，在诊断明确后需尽快抽排胸腔积液，避免胸腔积液包裹、胸膜粘连。

病例点评

结核性胸膜炎为临床上常见疾病，其所致胸腔积液为引起胸膜渗出疾病的常见原因之一。临床上需与类炎性胸腔积液、癌性胸腔积液鉴别。明确诊断需尽快行胸腔穿刺抽液术送检胸腔积液生化常规、病理检查以明确诊断。预后良好。

笔记

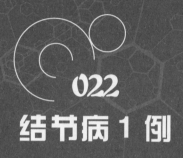

022
结节病 1 例

病历摘要

患者，女性，60岁，主因"乏力、食欲缺乏2月余，胸痛1周"入院。

[现病史] 2018年5月22日起出现乏力、食欲缺乏，无恶心、反酸、胃灼热感，无发热、盗汗，无咳嗽、咳痰，无胸憋、气短症状，在地方诊所输液治疗4天无好转，未再重视。7月11日在夜间睡眠时出现左侧下胸部疼痛，为针刺样，无皮疹，无局部发热、红肿，就诊于当地医院，行胸部CT提示胸膜炎（未见报告），给予口服氯芬待因片、曲马多、头孢类等对症治疗，疼痛有所缓解，但每日服药次数逐渐增多，为进一步诊治，入住我科。

[体格检查] 全身浅表淋巴结未触及肿大。球结膜无水肿，巩

膜无黄染，口唇无发绀，扁桃体无肿大。颈软，气管居中，颈静脉
无怒张，甲状腺未触及肿大。胸廓无畸形，双肺呼吸音粗，双肺底
可闻及湿性啰音。心率80次/分，律齐，各瓣膜听诊区未闻及病理
性杂音。腹部平坦，腹软，全腹无压痛、反跳痛，肝、脾肋下未触
及，移动性浊音阴性，双下肢无水肿。

[辅助检查] 胸部CT（2018-7-18，我院）：双肺间质纤维化，
双肺肺门及纵隔淋巴结肿大，双侧胸膜增厚（图22-1）。

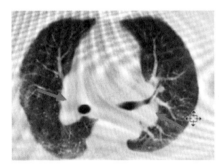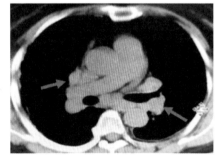

图22-1 胸部CT（箭头示淋巴结肿大）

支气管镜检查回报：镜下未见明显异常。

支气管内超声定位下淋巴结穿刺活检回报（2018-7-25，我
院）：（前纵隔7区淋巴结）送检少量活检组织，凝血块内可见零散
的上皮样肉芽样组织及周围淋巴细胞浸润、炭末沉着，未见典型干
酪样坏死，考虑肉芽肿性炎性病变。同时，建议临床进一步完善检
查排除增殖型结核、非特异性感染性肉芽肿、结节病。遂进一步请
北京某医院病理会诊，结果（图22-2）示（前纵隔7区淋巴结穿
刺活检）凝血中可见由上皮样细胞形成的肉芽肿结节，未见干酪样
坏死，考虑为淋巴结肉芽肿性病变，特殊染色在肉芽肿病变内未找
见明确病原菌（但于凝血中可见一小簇抗酸阳性杆菌，污染待除
外）；特殊染色结果：PAS(－)，银染(－)，抗酸染色［肉芽肿病
灶内(－)，凝血内小簇(＋)］，最终诊断为结节病。

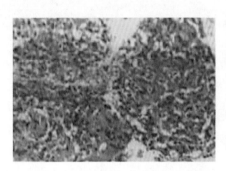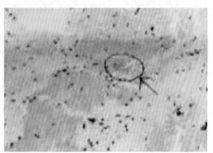

图 22 - 2 病理学检查及抗酸染色

［诊断］ 结节病。

［治疗］ 嘱患者定期复查。

病例分析

　　结节病是一种病因未明的多系统受累的肉芽肿性疾病，是以非干酪样肉芽肿为病理特征的系统性疾病。可侵犯全身多个器官，以肺部和淋巴结受累最为常见。结节病患者起始症状与种族、年龄、性别相关，症状表现各异，也可能没有任何表现；乏力、发热、咳嗽、呼吸困难是结节病常见的临床表现，结节病的诊断主要依靠症状、影像学、组织学发现非干酪样肉芽肿。最容易考虑到结节病诊断的是双侧肺门淋巴结增大和（或）双肺内弥漫性侵犯。典型的结节病诊断不一定需要病理学支持。近年来，超声支气管镜在结节病诊断上的作用得到了进一步肯定，能避免87%纵隔镜检查，同时病理医生现场快速诊断的配合是非常必要的。在支气管镜检查中，结节病患者的肺泡灌洗液也具有一定的诊断意义：80%的患者淋巴细胞比率中度增高（20%～50%），50%的患者 CD4/CD5 大于 3.5。近年来，PET-CT 检查越来越多地应用到结节病的诊断中，用以评价病灶的炎症活动性，尤其是对于症状持续存在、疗效差的患者，

笔记

有助于预测结节病患者 1 年内肺恶化的程度。在血清学诊断方面，即使对血管紧张素基因多态性进行校正之后，结果仍显示血管紧张素浓度对诊断结节病既不灵敏也不特异。而 IL-2 受体有可能会成为预测结节病活动性的生物标志物。

依据胸部 X 线或 CT 等影像学表现，通常将结节病分为 5 期：0 期为无异常 X 线表现；Ⅰ期为肺门淋巴结肿大，肺部无异常 X 现表现；Ⅱ期为肺部弥漫性病变，同时有肺门淋巴结肿大；Ⅲ期为肺部弥漫性病变，不伴有肺门淋巴结肿大；Ⅳ期为肺间质纤维化，可伴有肺大疱或囊性支气管扩张。结节病病程不一，50% 的患者 2 年内能自行缓解，还有一些病例 5 年内能缓解，一般超过 5 年的结节病，患者很难得到缓解。一般将病程小于 2 年的结节病称为急性型；大于 3~5 年的称为慢性型。难治性结节病一般指的是治疗过程中仍然进展的结节病。

结节病仅针对肉芽肿的进展治疗以避免造成不良后果，结节病治疗过程中最需要关注的是症状的缓解、肺纤维化、肺动脉高压以及生活质量的下降，结节病的影像学分期与症状是否能缓解没有必然联系，有时甚至相反。在治疗方面由于部分患者可自行缓解，故其治疗指征有争议，一般出现以下情况时可考虑治疗：①严重的眼、神经、心脏病变及高钙血症者；②有症状或进展的结节病（表现为进行性肺功能下降）。糖皮质激素为目前治疗的首选药物，但远期疗效不明确。停止后常见病情反复。对于激素耐药或不能耐受激素不良反应者，可单用或与小剂量激素联合应用细胞毒药物，一般首选甲氨蝶呤或硫唑嘌呤，对难治性病例可应用环磷酰胺。近年研究发现对激素依赖同时有肺外疾病进展的患者持续应用利昔单抗（3~5 mg/kg）24 周可能有效。

病例点评

　　该患者诊断难点在于与肺结核的鉴别，二者均属于肉芽肿性疾病，但结节病表现为非干酪样坏死性肉芽肿性疾病，此为主要鉴别点，但非干酪样坏死性上皮细胞肉芽肿并非结节病特有的病理特征。因此，其诊断需要根据临床表现、胸部影像学特征、血清生化检验、免疫学指标、BALF 及肺扫描等检查结果综合判断，并排除其他可引起类似影像学及组织学表现的疾病才可诊断，而且标本采集过程中要严格掌握无菌操作，避免污染造成的诊断困难。此病例中依据患者的临床症状、影像学表现及支气管镜检查高度怀疑结节病。

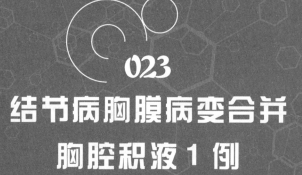

023 结节病胸膜病变合并胸腔积液 1 例

病历摘要

患者，女性，55 岁，农民，主因"活动后气短 1 年余，加重 1 个月"于 2018 年 7 月 11 日入院。

[现病史] 患者 2017 年间断出现气短，多于爬坡及快步行走时明显，休息后可缓解，伴心悸，无发热、咳嗽、咳痰，无咯血、胸痛、胸憋等，就诊于外院，行胸部 CT 提示"胸腔积液"（未见资料），给予抗感染及对症治疗（具体不详）后好转出院。2018 年 1 月无明显诱因气短症状较平素加重，就诊于我科，完善 T-spot 试验结果为阴性，胸部 CT（图 23 - 1）诊断为"双肺炎、双侧胸腔积液"，予抗感染及对症治疗好转后出院；期间，气短症状多于受凉或劳累后反复加重，未予以重视及治疗；2018 年 6 月受凉感冒后气

笔记

短症状较前明显加重，不伴发热、咳嗽、咳痰，无胸痛、胸憋、乏力等，自行口服感冒药症状改善不明显。7月9日就诊于我科门诊，行胸部 CT 提示双肺炎症、双侧胸腔积液及叶间裂积液（图 23-2）。

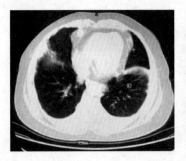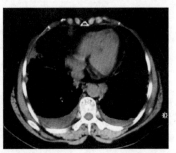

图 23-1　2018 年 2 月 11 日胸部 CT 示双肺炎、
双侧胸腔积液

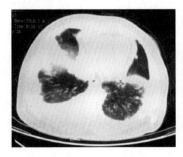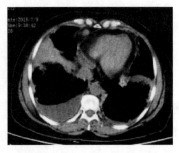

图 23-2　2018 年 7 月 9 日胸部 CT 示双肺炎症、
双侧胸腔积液及叶间裂积液

[既往史]　既往行胆囊切除术，吸烟 10 余年，5 包/年，已戒 4 年；烟尘接触史 5 年。

[月经及婚育史]　无特殊。

[体格检查]　体温 36.5 ℃，脉搏 76 次/分，呼吸 18 次/分，血压 126/72 mmHg。浅表淋巴结未触及肿大，双下肺叩诊浊音，双下肺呼吸音弱，未闻及干、湿性啰音，余无阳性体征。

[辅助检查]　血气分析（未吸氧）：pH 7.433，氧分压 76.4 mmHg，二氧化碳分压 35.3 mmHg、血氧饱和度 94.6%。血常

规（2018-7-11）：WBC 3.73×10^9/L，N% 60.3%，PCT 0.87 ng/mL（参考范围 < 0.51 ng/mL）。生化：白蛋白 50.7 g/L，ADA 28.3 U/L（参考范围 < 24 U/L），LDH 277 U/L（参考范围 120 ~ 250 U/L），余指标未见异常。CRP、ESR、肝肾功能、电解质、凝血、肿瘤标志物、尿便常规未见异常。

先后 3 次送检胸腔积液化验：WBC 190×10^6/L ~ 950×10^6/L，其中淋巴细胞为主（68% ~ 88%），白蛋白 17.2 ~ 26.9 g/L，ADA 23.3 ~ 28.9 U/L，LDH 220.6 ~ 309.5 U/L。病理学检查：可见增生间皮细胞、淋巴细胞及少量中性粒细胞。

院外复查胸部超声提示胸腔积液控制欠佳，2018 年 8 月 7 日就诊于心胸外科，胸部 CT 仍提示双肺肺炎，双侧胸腔积液（图 23 - 3）；于 2018 年 8 月 16 日行胸腔镜下胸膜活检术，镜下可见脏胸膜及壁胸膜密集分布的小结节，未见明显胸腔粘连（图 23 - 4），钳取部分胸膜送检病理，提示肉芽肿性病变，未见干酪样坏死，抗酸染色（-），建议完善相关检查除外结节病、增生型结核（图 23 - 5）。

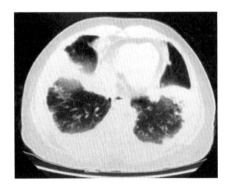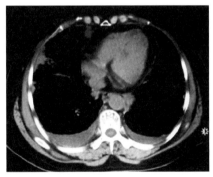

图 23 - 3   2018 年 8 月 7 日胸部 CT 仍提示双肺肺炎、双侧胸腔积液

[诊断]   结节病。

[治疗]   2018 年 8 月 20 日开始口服醋酸泼尼松片 40 mg，症状好转后出院，目前在随访过程中。

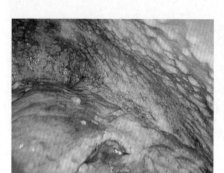

图 23 - 4　胸腔镜检查

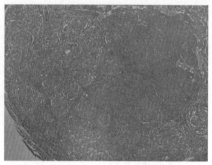

图 23 - 5　病理学检查

病例分析

　　结节病是一种病因未明的非干酪样坏死肉芽肿性疾病。本病可累及全身多器官，以肺、纵隔最常见，其他部位如眼部、皮肤等也可受累。但胸膜病变较少见，合并胸腔积液更为罕见。结节病多发于中青年（＜40 岁），女性发病率稍高。

　　目前大部分学者认为结节病胸膜病变是胸内结节病的一部分，Flammang 等提出将这一少见疾病定义为"胸膜肺结节病（pleuropulmonary sarcoidosis，PPS）。孙永昌等分析国内结节病胸膜受累的发生率为 3%~20%，Huggins 等对 181 例结节病研究发现胸腔积液发生率为 2.8%。

　　胸膜肺结节病的临床表现、实验室检查及影像学表现缺乏特异性，易误诊为结核性胸膜炎，其误诊率为 2%，由于结节病的病理特点与其他疾病如结核性疾病引起的肉芽肿相似，临床工作中应结合影像、病理、纤维支气管镜及临床治疗效果加以鉴别诊断。结节病与结核病的鉴别诊断：①结核病患者多数可有低热、盗汗、消瘦等中毒症状，粟粒型肺结核多数起病急，高热等中毒症状明显。结节病以 20~40 岁多见，极少见于青少年，临床症状轻或无。②纵隔、肺门淋巴结结核多为单侧淋巴结肿大，结节病多为双侧淋巴结对称性肿大，而粟粒型肺结核常表现为新旧不等的病灶同时存在。③结核病 PPD 试验及结核抗体多为强阳性，而结节病多为阴性。④结核病的纤维支气管镜下表现：支气管黏膜和黏膜下炎性改变，可有增生性结节改变，也可有溃疡形成，气管内分泌物为黄色。结节病的纤维支气管镜下表现：支气管黏膜充血水肿、血管纹理模糊及支气管腔轻度狭窄；外压性改变；支气管黏膜下有结节，体积较小，散在支气管黏膜表面，呈沙粒状、粟粒状及针冒状结节，结节呈黄色、白色或粉色，数目不等，少则 3～5 个，多则弥漫性分布，分布部位不定。⑤结核病的病变在低倍镜下表现为大小不等的结节（图23-6），相互融合的现象较为明显，有大小不等的干酪样坏死区，有时抗酸染色能找到结核杆菌；而结节病在镜下表现为病变内有多数大小形态较一致、均匀分布的上皮样细胞构成的结

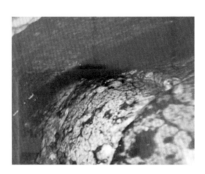

图23-6　结核病病变在低倍镜下表现为大小不等的结节

节，不融合，无干酪样坏死，结节内可见朗格汉斯细胞或多核巨细胞，结节间可见无细胞成分的玻璃样物质。

胸膜肺结节病的治疗方案同结节病，常用泼尼松 0.5 mg/（kg·d），连续 4 周，随病情好转逐渐减量至维持量，通常 5～10 mg/d，疗程为 6～24 个月。当糖皮质激素不能耐受或治疗无效，可考虑使用其他免疫抑制剂如甲氨蝶呤、硫唑嘌呤，甚至英夫利昔单抗。其复发率较高，因此，即使症状控制、治疗结束，也需每 3～6 个月随访1 次。

📋 病例点评

　　对于反复出现胸腔积液，且积液性质不典型，临床抗感染治疗效果欠佳者，必要时应行胸膜活检协助明确病理。该患者最终诊断为结节病，该病发病率本身较低，以胸腔积液为表现者更为罕见，且结节病的病理基础为非干酪样坏死肉芽肿，该类胸膜肺结节病的临床表现、实验室检查及影像学表现缺乏特异性，易误诊为结核性胸膜炎，因此再次强调了胸膜活检对于该类少见病诊断的重要性。

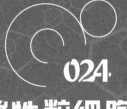

024

嗜酸性粒细胞增多型哮喘 1 例

病历摘要

患者，男性，37 岁，主因"间断咳嗽 4 个月，加重 3 天"于 2017 年 8 月 7 日就诊我科。

[现病史] 患者 2017 年 4 月初受凉后出现咳嗽，夜间加重，无咳痰、喘息，不伴发热、咯血、乏力、盗汗、胸痛，就诊于当地卫生所，考虑为"上呼吸道感染"，给予输液（具体不详）治疗 2 天，自觉好转。2017 年 4 月 18 日受到过期油漆气味刺激，于夜间出现剧烈干咳，持续 1 小时，伴呕吐，呕吐物为胃内容物，呕吐后咳嗽未见缓解，不伴咳痰、发热、喘息，此后常于夜间出现剧烈咳嗽，性质同前，就诊于当地医院，行胸部 CT 提示右肺下叶支气管炎，入院第 2 天出现咳黄色黏痰、喘息，给予阿奇霉素、布地奈德

混悬液、氨溴索、美洛西林等抗感染，止咳化痰，以及对症治疗，效果欠佳。

[诊疗经过] 期间间断出现鼻塞、打喷嚏、流清涕、鼻痒等症状；2017 年 5 月 4 日于我院完善头颅 CT 提示副鼻窦炎性改变。2017 年 5 月 8 日就诊于我院，完善血常规：WBC 7.29×10^9/L、N% 52.52%、嗜酸性粒细胞比例18.74%、淋巴细胞百分比18.84%，ESR 10 mm/h，CRP 5.74 mg/L，PCT 0.24 ng/mL。给予抗感染、止咳化痰及扩张气道等对症治疗，症状改善不明显。完善肺功能检查：中度阻塞性通气功能障碍，弥散功能正常，扩张试验（－）。结合其临床症状、肺功能检查，考虑诊断为咳嗽变异性哮喘，给予甲泼尼龙 40 mg 抗感染治疗，3 天后逐渐减量直至停药，复查血常规：WBC 8.77×10^9/L、N% 60.94%、嗜酸性粒细胞比例0.54%、淋巴细胞百分比31.24%。咳嗽症状明显好转。院外给予"布地奈德福莫特罗粉吸入剂（4.5/160 μg）2 吸、2 次/天"症状控制可。

2017 年 8 月 4 日无明显诱因咳嗽症状较前加重，无咳痰，完善肺功能检查。激发前：小气道功能障碍；激发后：吸入乙酰甲胆碱 4 mg/mL（第 2 管）FEV_1 下降 22.49%，激发试验严重阳性。门诊以"支气管哮喘急性发作"收住入院。

完善血常规：WBC 9.8×10^9/L、N% 71.18%、嗜酸性粒细胞比例10.02%、淋巴细胞百分比8.14%，CRP 1.81 mg/L。给予抗感染、止咳化痰及解痉平喘等对症治疗 3 天后，症状缓解不明显。8 月 11 日开始给予甲泼尼龙 20 mg 抗感染治疗，3 天后序贯口服泼尼松并逐渐减量，院外给予"布地奈德福莫特罗粉吸入剂（4.5/160 μg）2 吸、2 次/天"扩张气道并联合孟鲁司特抗感染治疗。

病例分析

嗜酸性粒细胞增多型哮喘，为支气管哮喘的一种特殊类型，烟曲霉可通过导致过敏引起此病，真菌、蠕虫、花粉、某些药物也可引起此病，嗜酸性粒细胞本身不致病，但其脱颗粒时可释放基质蛋白质，从而损害靶细胞及器官，是属于反应素 IgE 和沉淀素 IgG 介导的 Ⅰ 型和 Ⅱ 型复合性变态反应，临床表现除反复发作的顽固性哮喘外，同时可有阵发性咳嗽、多汗、体重减轻、低热。由曲霉菌引起者在支气管管内产生棕黄色痰阻塞细支气管，形成细支气管型痰栓，咳出细支气管型痰栓后症状开始缓解。实验室血中嗜酸性粒细胞百分比可 >20%，甚至高达 80%，X 线可见一过性、游走性肺内浸润影，部位不定。给予泼尼松 30 ~ 40 mg/d，症状可在 1 ~ 2 周内好转，X 线影多在 1 个月左右消失，慢性或反复发作者治疗需半年。

病例点评

该患者在疾病急性发作期，血常规结果多次提示嗜酸性粒细胞明显增多，给予糖皮质激素抗感染治疗，糖皮质激素减量至停药后症状仍有反复发作，考虑为长期慢性炎症，嗜酸性粒细胞释放的基质蛋白对机体靶细胞及器官损害程度较大，建议根据嗜酸性粒细胞降低情况来决定糖皮质激素减量情况，糖皮质激素减量过程应慎重且缓慢，必要时给予小剂量长期维持一段时间，避免炎症症状反复发作。

111

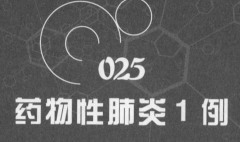

025
药物性肺炎 1 例

病历摘要

患者，女性，56岁，主因"言语含糊，伴气短，自觉坐起、站立时气短明显"就诊我院。

[现病史] 患者 2017 年 6 月 5 日因发现右乳结节 5 年，行右乳腺癌改良根治术，术前未完善相关检查，不明确是否转移。术后经病理检查确诊为右乳浸润性导管癌。术后行环磷酰胺 + 表柔比星化疗 4 个周期，多西他赛 – 曲妥珠单抗化疗 4 个周期，后持续行曲妥珠单抗靶向治疗，行右乳腺癌术后局部 + 右锁骨上下野局部放疗 1 次。2017 年 12 月 11 日突发肢体抽搐，行头颅 CT 检查提示脑转移，诊断为症状性癫痫。行头颅伽马刀放射治疗。院外规律口服卡马西平 200 mg、3 次/天控制症状。2018 年 1 月 3 日再次入院，行右

乳腺癌术后局部 + 右锁骨上下野局部放疗 11 次。在放疗期间
（2018 年 1 月 7 日）患者自行就诊于某私人诊所，口服中草药汤剂
4 天，后出现全身皮肤红肿，可见全身满布绿豆大小皮疹，伴瘙痒。
考虑患者对中药过敏，暂停放疗。后就诊于皮肤科，考虑过敏所致
剥脱性皮炎。先后予地塞米松、甲泼尼龙、醋酸泼尼松、输注白蛋
白治疗，皮疹仍进行性加重，由全身红肿转为全身脱屑（图 25 - 1）。

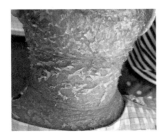 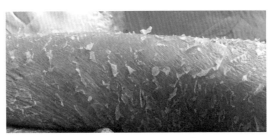

图 25 - 1　患者全身脱屑

期间激素最大用量为：每日地塞米松 5 mg、醋酸泼尼松 30 mg、
甲泼尼龙 8 mg。病程中，患者逐渐出现全身水肿，1 月 12 日至 2 月
16 日期间复查血嗜酸粒细胞升高。2018 年 3 月 5 日中午，患者出
现咳嗽，为干咳，无痰，未予重视。3 月 6 日凌晨家属发现患者言
语含糊，伴气短，自觉坐起、站立时气短明显，当时意识清醒，无
头晕、头痛、肢体抽搐等。气短逐渐加重。晨 7 点就诊于我院急诊
科，予吸氧后，气短明显缓解，言语含糊减轻，可自行坐起吃饭。
血氧饱和度波动于 80% ~ 90%。血气分析：PO_2 69.1 mmHg，余化
验大致正常。查胸部 CT 可见双肺大片磨玻璃样影（图 25 - 2）。

［诊断］　双肺间质性肺炎，脱屑性皮炎，乳腺癌根治术后，脑
转移，症状性癫痫。

［治疗］　头孢曲松 3 g、2 次/d，甲泼尼龙 40 mg，呋塞米 20 mg，
停用卡马西平（考虑脱屑性皮炎与卡马西平过敏有关），换用丙戊
酸钠缓释片 500 mg、2 次/天。

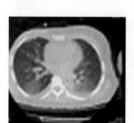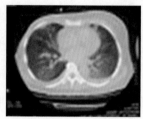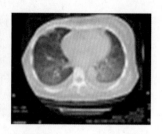

图 25 - 2　胸部 CT 可见双肺大片磨玻璃样影

3 月 6 日中午 12 时自觉气短加重，不能自行坐起。14 时，吸氧 8 L/min，血氧饱和度波动于 60%～70%，予无创呼吸机辅助通气，IPAP 6 cmH₂O，EPAP 4 cmH₂O。患者自觉气短进行性加重，稍动即感气短，且出现意识障碍。17 时，患者呈嗜睡状态，全身发绀，吸氧 8 L/min，血氧饱和度波动于 30%～40%，查血气分析：pH 7.506，PO₂ 26.8 mmHg，PCO₂ 24.3 mmHg。将呼吸机压力调整为 IPAP 9，EPAP 4，氧流量调整为 15 L/min，血氧饱和度波动于 60%～80%，转入 ICU。转入 ICU 后，2 次因癫痫发作实施抢救，继续无创呼吸机辅助呼吸。用药：伏立康唑 200 mg/d，甲泼尼龙 80 mg/d，静脉用丙种球蛋白 10 g/d，苯巴比妥 0.2 mg、2 次/天。

3 月 8 日晚间转入我科，继续上述用药。全身脱屑较前稍好转。3 月 10 日复查 WBC 2.44×10⁹/L，予重组人粒细胞刺激因子 200 U，皮下注射。次日晨 5:30 出现发热，体温 38.6 ℃，体温持续波动于 38.5～39 ℃。予抽取血培养。3 月 12 日晨起体温降至正常，输注伏立康唑半小时，体温明显升高，最高达 39.2 ℃，考虑药物热，停用所有抗生素。仅用甲泼尼龙、丙种球蛋白。期间病情加重，氧流量 15 L/min，血氧饱和度约 80%，脱离无创呼吸机 10 秒，患者即出现意识障碍，血氧饱和度下降至 30%。复查床旁胸部 X 线片如图 25 - 3。

3 月 13 日体温降至 37.5 ℃。下午血培养回报：无乳链球菌

（＋），予替考拉宁输注 20 分钟，体温再次升高至 38.9 ℃，予甲泼尼龙 40 mg、静脉注射后，体温未再继续升高，持续 38.5 ℃ 以上。口服利奈唑胺片，半小时后体温再次升高达 39.5 ℃，仍考虑药物热，遂停用。次日将锁骨下静脉置管拔除。后每日静脉滴注球蛋白10 g，体温逐渐下降至 37.8 ℃，病情好转。于 3 月 22 日行床旁胸部 X 线检查（图 25 - 4）。

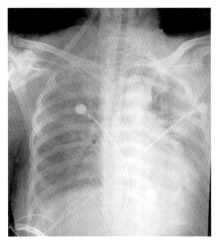
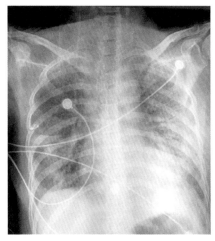

图 25 - 3　床旁胸部 X 线片　　　图 25 - 4　床旁胸部 X 线片
　　　　　（3 月 12 日）　　　　　　　　　　（3 月 22 日）

期间精神、食欲、睡眠均有好转，但出现脱机 1～3 分钟后意识丧失。3 月 27 日体温降至正常，后自主呼吸逐渐增强，氧合情况好转，可间断脱机。4 月 4 日之后，未再使用无创呼吸机，鼻导管吸氧，氧流量调整为 1 L/min，于 2018 年 4 月 8 日出院。

病例分析

药物性肺炎为药物所致的医源性疾病，是药物及其代谢产物通过直接细胞毒性和过敏反应引起的肺部的炎症反应。分为直接损害肺组织的细胞损害、过敏性或免疫反应引起的非细胞损害或过敏性损害。细胞损害直接损害肺泡上皮细胞、气管上皮细胞和毛细血管而发生炎症，肺泡因间质发生炎症、病变慢性化进展而最终导致肺纤维化，这种损害与药物浓度有关并呈不可逆性，常见于抗癌药、免疫抑制剂和干扰素等。而过敏性损害则是免疫细胞激活所致，药物作为半抗原或抗原样物质而发挥作用，表现为 I、III 和 IV 型过敏反应。

药物引起的肺炎表现为咳嗽、发热、严重的呼吸困难、肺部吸气相爆裂音；CT 表现为斑片状浸润影、磨玻璃影；病理表现为细胞间质性肺炎、肺泡内巨噬细胞胞质空泡形成、II 型肺泡上皮细胞增生。

卡马西平（Carbamazepine，CBZ）：有膜稳定作用，能降低神经细胞膜对 Na^+ 和 Ca^{2+} 的通透性，从而降低细胞的兴奋性，延长不应期；也可能增强 GABA 的突触传递功能。有止痛、抗利尿、抗惊厥作用，机制尚不清楚，类似苯妥英，可抑制突触部位的强直后期强化，限制致痫灶异常放电的扩散。也可抑制丘脑前腹核内的电活动，但其意义尚不清楚。为抗癫痫的一线用药，尤其在儿童中。CBZ 可诱发过敏引起间质性肺炎，但不良反应极少见，CBZ 可引起严重的间质性肺炎、发热、皮疹、免疫缺陷，CBZ 诱导的间质性肺炎是成人少见但明确知晓的并发症，肺损伤的机制被认为是免疫介导的过敏反应。既往报道显示，在使用 CBZ 之后几个月至数年之间可出现闭塞性细支气管炎、机化性肺炎及药物引起的狼疮。

🏥 病例点评

患者此次入我科为急性病程，表现为急速进行性加重的气促，病情危重，经无创呼吸机辅助通气、抗感染、抗免疫治疗后，好转出院。患者有恶性肿瘤基础病史，脑转移后继发症状性癫痫，口服卡马西平治疗1个月后，出现全身剥脱性皮炎，经积极抗过敏治疗无效，且病情逐渐加重，2个月后出现气短。全身剥脱性皮炎、继发肺部病变，且胸部 CT 示双肺弥漫磨玻璃改变，符合卡马西平所致肺损伤表现。

对于发热患者，不仅要考虑到感染性因素，同时要考虑到非感染性因素的存在。在患者治疗无效的情况下，需认真观察患者，明确热型，寻找发热原因，进而调整药物及治疗方向。该患者起初考虑感染性发热可能，但抗生素治疗无效，且逐渐加重，结合卡马西平用药史及皮疹病史，考虑药物诱导免疫异常所致发热可能，予静脉注射人丙种球蛋白抗感染、抗免疫治疗后，皮炎、肺部病变逐渐好转，更支持免疫诱导的肺部病变。该病例提示我们需要鉴别发热原因，注意非感染性发热的因素。

药物性肺损伤诊断有一定困难，有服药史患者新近出现的或持续存在的呼吸系统症状均需除外药物性肺损伤。这提示我们多学科综合诊疗及临床医生及时更新知识储备的重要性。

026
小细胞肺癌 1 例

病历摘要

患者，男性，57 岁，主因"间断胸痛、咳嗽、咳痰 2 月余"就诊。

[体格检查]　神志清，精神差。口唇发绀，听诊右上肺呼吸音弱，未闻及干啰音；双上肢明显水肿，下肢轻度水肿，余未见明显异常。

[辅助检查]　入院行胸部 CT（图 26 - 1）示右肺占位，右上叶肺不张，纵隔淋巴结肿大。完善相关化验、检查，一般情况可。肺穿刺活检明确诊断为小细胞肺癌。PET-CT 提示纵隔转移，多发骨转移，上腔静脉阻塞综合征。

[诊断]　小细胞肺癌，纵隔转移，多发骨转移，上腔静脉阻塞

综合征。

[治疗] 行 EP（依托泊苷 + 奈达铂）方案化疗 6 周期后，症状明显缓解，无胸痛、咳嗽、咳痰等不适。复查胸部 CT（图 26 - 2）示右肺癌治疗后改变，右肺上叶病灶较前明显缩小，无胸腔积液，纵隔淋巴结缩小；头颅 MRI 未见转移灶。

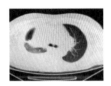 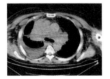 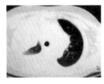 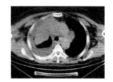

图 26 - 1 入院行胸部 CT

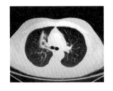 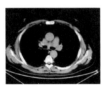 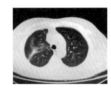 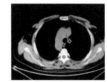

图 26 - 2 化疗后复查胸部 CT

病例分析

小细胞肺癌（small cell lung cancer，SCLC）约占肺癌的 20%，恶性程度高，倍增时间短，转移早而广泛，对化疗、放疗敏感，初治缓解率高，但极易发生继发性耐药，容易复发，治疗以全身化疗为主。

发病原因：吸烟是肺癌的主要危险因素，SCLC 与吸烟关系密切。根据对 1970—1999 年世界范围内吸烟与肺癌的汇总分析，肺癌与吸烟强度（吸烟量）和持续时间呈正相关，与 SCLC 的关系最为明显。

发病机制：过去几十年中关于 SCLC 发生的分子机制的研究较

多，提示 SCLC 的发生可能包含多种基因的参与。有研究认为抑癌基因 *p53*、*RB* 基因（视神经母细胞瘤基因），癌基因 *Bcl-2*、*Myc* 基因，PI3K/AKT/mTOR 信号转导途径等均与 SCLC 的发病有一定关系。

病理生理：一般认为 SCLC 起源于支气管黏膜或腺上皮内的 Kulchitsky 细胞（嗜银细胞），属 APUD（amine precursor uptake decarboxylation）瘤。也有人认为其起源于支气管黏膜上皮中可向神经内分泌分化的干细胞。SCLC 是肺癌中分化最低，恶性程度最高的一型。多发生于肺中央部，生长迅速，转移较早。光镜下，癌细胞小而呈短梭形或淋巴细胞样，胞质少，形似裸核。癌细胞密集成群排列，由结缔组织加以分隔，有时癌细胞围绕小血管排列成团。电镜观察超微结构，瘤细胞胞浆中含有典型的轴样神经内分泌颗粒，但颗粒的量多少不等，并证明和 5-HT 及 ACTH 有关。从免疫组织化学研究来看，瘤细胞对 NSE、5-HT、CgA 呈阳性反应，另有约 10% 的病例对 Sy 呈阳性反应，证明 SCLC 具有神经内分泌功能。另外，在同一肿瘤组织中的瘤细胞同时对 CK 和 EMA 呈阳性免疫组织化学反应。

临床表现：①早期可无症状，诊断时最常见的症状为乏力（80%）、咳嗽（70%）、气短（60%）、体重下降（55%）、疼痛（40%~50%）、咯血（25%）。②肿瘤在胸腔内扩展所致的症状和体征为胸痛、上腔静脉综合征、咽下困难、呛咳、声音嘶哑、Horner综合征、肺部感染。③肿瘤肺外转移引起的症状和体征。④副肿瘤综合征、类癌综合征、Eaton-Lambert 综合征、抗利尿激素分泌不当综 合 征（syndrome of inappropriate antidiuretic hormone secretion, SIADHS）、肺性肥大性骨关节病（多侵犯上、下肢长骨远端，杵状指，指端疼痛，肥大性骨关节病）、库欣综合征。

治疗：SCLC 转移较早，手术根治机会不大，以化疗和放疗为主，以往的治疗以化疗为主，可联合或序贯放疗。但对于局限期 SCLC，如果能采用手术方法完全切除肿瘤，则选择以手术为主的多学科综合治疗方案，早期手术能改善患者的预后。对于采用非手术治疗的局限期 SCLC 者，早期同步放化疗能提高患者的完全缓解率，并能延长患者的总体生存期和无疾病生存期。同步放化疗优于序贯治疗，应尽早同步放化疗，并应给予预防性全脑放疗，预防性全脑放疗对生存的益处显著。广泛期 SCLC 以化疗为主，择期行局部或转移灶治疗。

病例点评

该患者为中老年男性，以间断胸痛、咳嗽、咳痰为主要表现，病理证实为 SCLC，诊断明确，PET-CT 示多发骨转移、纵隔转移、胸膜转移，该患者为广泛期 SCLC，化疗与放疗相结合的联合治疗方案能提高治疗的长期疗效，经标准一线化疗 EP（依托泊苷＋奈达铂）方案化疗 6 个周期后，症状明显缓解，无胸痛、咳嗽、咳痰等不适。病灶较前明显缩小，治疗有效。

对于广泛期 SCLC，一般认为胸部放疗和化疗相结合的联合治疗方案能提高治疗的长期疗效。EP 方案为目前的标准一线化疗，伊立替康和拓扑替康被认为是最有效的二线治疗药物，而口服分子靶向治疗药物对 SCLC 的疗效仍未得到证实。

该患者目前化疗结束，择期行局部或转移灶放疗治疗，应注意定期复查，了解疾病控制情况，及时调整治疗方案。

027
以咯血为表现的真菌性
肺炎 1 例

病历摘要

患者，女性，30 岁，加油站工人，主因"间断咯血伴胸憋 3 天"于 2018 年 11 月 6 日入院。

[现病史] 患者 2018 年 11 月 2 日晚 21 时无诱因自觉咽痒，伴剧烈咳嗽，咳出 2 次暗红色痰，量少；伴胸憋，否认与活动及呼吸有关，休息后缓解不明显；无发热、恶心、呕吐、头晕、大汗。后就诊于某县中医院，行胸部 CT 示双肺不均匀弥漫性磨玻璃密度增高影（图 27-1），考虑"过敏性肺炎"可能性大，予抗感染、抗过敏、祛痰、雾化、止血等对症治疗，自觉胸憋较前略好转，仍有间断咳嗽、咳痰，痰中带血块，量逐渐减少。建议转上级医院明确诊断。入我院急诊后予止血、抗感染、雾化等治疗后咯血基本消

失，为求进一步治疗就诊于我院呼吸科。患者自发病以来，精神、食欲欠佳，睡眠尚可，大小便正常，体重无明显变化。

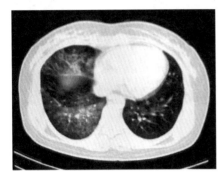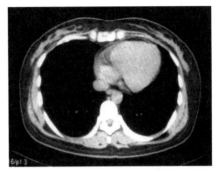

图 27-1　2018 年 11 月 4 日外院胸部 CT 示双肺炎性改变

[既往史]　既往体健，否认食物、药物过敏史，在加油站工作 5 年，工作中未采取佩戴口罩等防护措施。

[体格检查]　体温 36.6 ℃，心率 76 次/分，呼吸 20 次/分，血压 125/70 mmHg。神志清，全身浅表淋巴结未触及肿大，无皮疹及出血点；左肺呼吸音清，右肺呼吸音弱，未闻及干、湿性啰音；心律齐，无杂音。腹部平软，无压痛和反跳痛，双下肢无水肿。

[辅助检查]　入院后化验及检查：血气分析（吸氧 2 L/min）：pH 7.418，PCO_2 34.6 mmHg，PO_2 68.8 mmHg，HCO_3^- 22.3 mmol/L，Hb 126 g/L。血常规：WBC 8.5×10^9/L，Hb 162 g/L，PLT 259×10^9/L。CRP、降钙素原、ESR 均在正常范围内。胸部 CT（图 27-2）示双肺炎症，右肺下叶肺实变，右侧主支气管内结节，双肺 CTPA 未见明显异常。肝功能、便常规、术前免疫均未见明显异常。痰涂片、痰培养、抗酸杆菌涂片、G 试验均未见异常。呼吸道九联检：肺炎衣原体阳性；巨细胞病毒 + EB 病毒未见异常。类风湿筛查、抗 ENA 多肽谱、血管炎筛查未见异常。

[治疗]　住院后比较外院胸部 CT 及我院胸部 CT，发现 2 天之

笔记

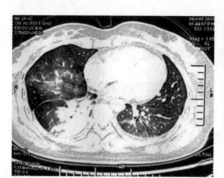
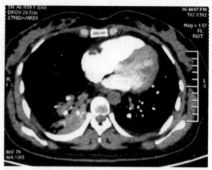

图 27 - 2　2018 年 11 月 6 日我院胸部 CT

内便出现右下肺大片实变，病灶进展较快，给予美罗培南广谱抗感染联合奥司他韦抗病毒；对于陈旧性出血，给予尖吻蝮蛇血凝酶止血；同时给予氨溴索、乙酰半胱氨酸泡腾片化痰、抗氧化，胸腺法新提高免疫力。治疗 2 天后，患者仍感胸憋症状改善不明显，听诊右下肺呼吸音弱，遂复查胸部 X 线片（图 27 - 3），胸部 X 线片示右主支管狭窄伴右肺下野阻塞性肺炎，左侧胸膜肥厚。且在准备外出行胸部 X 线检查前出现咳暗红色血痰 2 次，约 10 mL。治疗第 4 天，咯血症状已基本控制，但因咯血原因及部位仍未明确，完善纤维支气管镜检查，镜下（图 27 - 4）见右主支气管管腔内有大量胶冻样陈旧性脓血性痰栓。上、中及下叶背段管腔吸除后通畅，下叶基底段不易吸除。

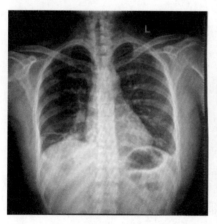
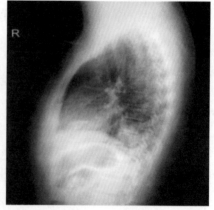

笔记

图 27 - 3　2018 年 11 月 8 日我院胸部 X 线片

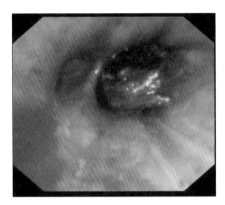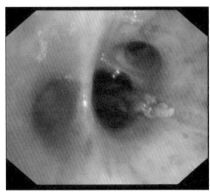

图 27 - 4 2018 年 11 月 12 日支气管镜下

　　吸除管腔分泌物后患者诉气短较前明显缓解。复查血气分析（未吸氧）：pH 7.485，PCO_2 32.2 mmHg，PO_2 77.1 mmHg，$AaDPO_2$ 22.1 mmHg。支气管镜病理结果回报：血性刷片中可见少量纤毛柱状上皮细胞；TCT 可见纤毛柱状上皮细胞、淋巴细胞、中性粒细胞。送检右主支气管（图 27 - 5）炎性渗出坏死组织，其间可见真菌菌丝及孢子，特殊染色结果（图 27 - 6）：PAS（+），PASM（+）；送检右主支气管血凝块，伴周围少量中性粒细胞反应。考虑真菌侵袭黏膜引起的咯血，给予哌拉西林舒巴坦、左氧氟沙星联合伏立康唑继续抗感染治疗。后反复追问病史，患者回忆于发病前 10 日其曾清理长期未使用的冰箱，其中有腐烂食物伴有大量黑色霉菌物质，且在清理过程中未采取佩戴口罩等防护措施。因第 1 次支气管镜检查管腔分泌物较多未能清晰探查支气管管腔是否存在病变，治疗后第 13 日，再次行支气管镜检查，镜下提示（图 27 - 7）各管腔通畅。病理报告（图 27 - 8）示送检物为凝血块及脓性渗出物。复查胸部 CT（图 27 - 9）示双侧胸腔积液（少量）。给予静脉点滴伏立康唑，首日剂量 6 mg/kg，随后 4 mg/kg，每 12 小时 1 次、治疗 1 周，患者感一般情况明显好转，未再出现咯血、胸憋不适，离院后序贯口服伏立康唑片，仍在随访中。

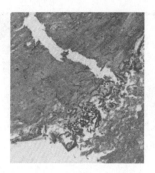
图 27 -5 送检右主支气管
炎性渗出坏死
组织

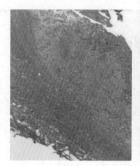
图 27 -6 右主支气管炎性渗出
坏死组织特殊染色

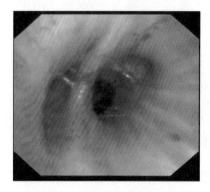
图 27 -7 支气管镜下示
各管腔通畅

图 27 -8 病理报告示凝血块及
脓性渗出物

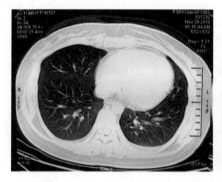
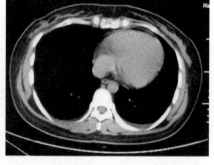
图 27 -9 2018 年 11 月 22 日我院胸部 CT 示双侧胸腔积液（少量）

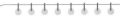

🔬 病例分析

　　本患者社区发病，主要症状为咯血、胸憋，胸部影像学最初表现为双肺不均匀弥漫性渗出影，后表现为右下肺实变影，肺部听诊右下肺呼吸音弱。完善支气管镜检查送检炎性渗出坏死组织，其间可见真菌菌丝及孢子，特殊染色结果 PAS（＋），PASM（＋），给予伏立康唑抗真菌治疗后，临床症状逐渐好转，复查胸部 CT 及支气管镜检查可见管腔内分泌物明显减少，双肺病灶较前吸收。后反复追问病史，患者有真菌吸入高危因素，综上考虑确诊为社区获得性肺炎（真菌性），院外继续序贯口服伏立康唑 200 mg、每 12 小时 1 次抗真菌治疗。

　　肺真菌病的发病可分为原发吸入感染和条件致病两大类，原发性肺真菌病主要发生在机体免疫力正常的人群，大多是由日常接触或特殊的职业造成的；后者多发生在一些严重感染性疾病末期的患者，主要是由于疾病致机体抵抗力低下而不能抵抗真菌的侵袭。肺真菌病临床症状并无特异性，但因菌种不同、基础免疫状态等差异而表现各异。

　　肺隐球菌病患者绝大部分无症状，气管镜下常无异常表现，而肺曲霉病患者咯血发生率显著高于其他菌种，且气管镜下更常出现炎性渗出、坏死、新生物等异常。这种差异与不同菌种所致的致病过程不同有关。曲霉感染后主要表现为过度炎症反应造成局部液化坏死，并具有血管侵袭性，导致血栓、局部坏死性血管炎、坏死性肉芽肿，故临床上可出现咯血，管腔内出现炎症、坏死、新生物等表现，毛霉感染后也存在相似病理过程，故临床特征具有相似性，而隐球菌感染则鲜有上述表现。进一步分析，宿主的基础免疫状态

笔记

不同引起的致病过程也有差异，因而即使同种菌种感染后临床症状也有所不同。在免疫功能正常时，真菌感染后因出现正常免疫反应而常表现为炎性渗出。肺真菌病以右下叶为最常见感染部位，与文献一致。肺部影像学表现多样并无特异性，易与恶性肿瘤、普通细菌性炎症混淆，表现为炎性斑片或实变影，侵犯血管引起肺梗死、肉芽肿性炎症，影像类型上则出现结节、肿块、晕征、坏死和空洞等改变。确诊仍需依靠侵袭性操作获得病理学依据或组织培养阳性。获取病理组织的常用方法包括 CT 或 B 超引导下经皮肺活检穿刺、TBLB、胸腔镜下肺组织切除等，除此之外由于致病菌种在不断更新也应重视菌种鉴定及药敏结果，其对认识新菌种并指导治疗有重要意义。由于肺真菌病临床表现无特异性，诊断时必须综合考虑宿主因素、临床特征、微生物学检查和组织病理学资料，病理学诊断仍是肺真菌病的金标准。肺真菌病的治疗方法包括药物治疗和（或）手术治疗，多数真菌感染首选药物治疗。在药物治疗无效、病灶局限时可进行清创；对于局部出现不可逆改变，病情恶化者；局部恶性病变不能排除者或出现致命性大咯血者选用手术治疗。术前需综合判断全身情况，尽可能减少术后并发症。

病例点评

咯血本身仅为一个临床症状，导致咯血的病因有多种，该患者短期内复查胸部 CT 可见病灶进展较快，给予强效广谱抗生素联合止血对症治疗，仍反复出现咯血情况。后经支气管镜检查送检相关化验后提示真菌感染，之后反复追问病史，患者发病前有真菌吸入高危因素，所以再一次提醒我们临床工作中询问病史的重要性，且本身咯血存在引起大气道堵塞导致窒息的高危风险，若能精准定性诊断，减少临床危险的发生，更加能够做到有的放矢。

028
侵袭性肺曲霉病 1 例

病历摘要

患者，男性，55 岁，主因"间断咳嗽、咳痰伴发热 20 余天"入院。

[现病史] 患者 2018 年 1 月 9 日感冒后出现咳嗽、咳痰，咳中等量黄色黏痰，易咳出，伴发热、畏寒，体温最高达 39.2 ℃，感活动后气短，日常活动后即出现喘息，休息可好转，无寒战、胸闷、心悸，无腹痛、腹泻等不适，自行口服感冒药，症状无明显好转，后就诊于当地诊所行抗感染治疗 1 周（具体治疗不详），仍有间断发热，体温波动于 38 ~ 39 ℃，无畏寒、寒战，仍有活动后气紧、咳嗽、咳痰，性质基本同前。1 月 20 日就诊于临汾市某医院，行胸部 CT 示双肺弥漫性片状密度增高影，可见曲霉菌球、月牙征，

笔记

129

行气管镜下灌洗＋涂片提示曲霉、肺炎链球菌生长，考虑为重症肺炎，给予头孢哌酮舒巴坦抗感染治疗 10 天，伏立康唑抗真菌治疗 4 天，效果欠佳，仍有间断发热，伴活动后气紧、咳嗽、咳痰，咳大量深色黏痰，较易咳出，建议转入上级医院继续治疗。1 月 30 日就诊于我院急诊科，仍有咳嗽、咳黄痰，伴发热、气紧，体温波动于 38～40 ℃，卧床为主。化验血常规示 WBC $13.78 \times 10^9/L$，N% 88.5%。血气分析示 pH 7.522，PCO_2 30.8 mmHg，PO_2 53.4 mmHg。给予替考拉宁联合美罗培南抗感染，伏立康唑抗真菌治疗。现为求进一步诊治，入住我科。自发病以来，精神、食欲、睡眠差，大便正常，体重下降约 5 kg。既往无肾病、血液病、职业病、传染病及慢性肺病基础，个人史无特殊，无家族遗传倾向的疾病。

[体格检查]　体温 38.7 ℃，脉搏 104 次/分，呼吸 21 次/分，血压 117/62 mmHg，身高 173 cm，体重 50 kg。发育正常，营养中等，急性病容，气短貌，言语流利，查体合作。全身皮肤、黏膜未见黄染、出血点，颈静脉无充盈，双肺呼吸动度一致，呼吸节律增快，双肺呼吸音粗，双肺可闻及痰鸣音，心律齐，各瓣膜听诊区未闻及病理性杂音，腹软，全腹无压痛、反跳痛及肌紧张，双下肢无水肿。

[辅助检查]　胸部 CT（2018-1-20，外院）：双肺弥漫性片状密度增高影（图 28 - 1）。复查胸部 CT（2018-1-25，外院）见图 28 - 2 所示。气管镜下灌洗 + 涂片（2018-1-20，外院）：曲霉，肺炎链球菌生长。血常规（2018-1-30，我院急诊）：WBC $13.78 \times 10^9/L$，RBC $3.82 \times 10^{12}/L$，Hb 118 g/L，N% 88.5%。生化（2018-1-30，我院急诊）：AST 48.9 U/L，肌酐 53.02 μmol/L，Na^+ 124 mmol/L，K^+ 3.72 mmol/L。血气分析（2018-1-30，我院急诊）：pH 7.522，

PCO$_2$ 30.8 mmHg，PO$_2$ 53.4 mmHg，K$^+$ 3.3 mmol/L，Na$^+$ 120 mmol/L。腹部彩超（2017-1-30，我院急诊）：胆囊壁毛糙增厚，肝、胰、脾、双肾、腹腔均未见明显异常。血气分析（2018-1-31，我科）：pH 7.46，PO$_2$ 73 mmHg，PCO$_2$ 33 mmol/L，Na$^+$ 127 mmol/L，K$^+$ 3.0 mmol/L；即刻血糖（2018-1-31，我院）：6.2 mmol/L。

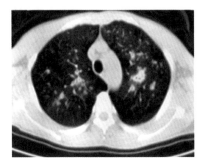 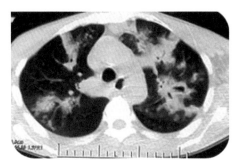

图 28-1　当地医院胸部　　　　图 28-2　当地医院治疗5天后复查
　　　　　CT 扫描　　　　　　　　　　　胸部 CT 扫描

[初步诊断]　重症肺炎，侵袭性肺曲霉病，Ⅰ型呼吸衰竭，电解质紊乱，低钠血症。

[诊疗经过]　入院后完善相关检查。凝血：凝血酶原时间对照 13.50 秒，凝血酶原时间测定 18.0 秒，D-二聚体 866 ng/mL，红细胞沉降率 57.00 mm/h，CRP 138.00 mg/L。血常规：WBC 14.30 × 10^9/L，RBC 3.53 × 10^{12}/L，Hb 108.0 g/L，PLT 212.00 × 10^9/L，N% 86.80%。生化：丙氨酸氨基转移酶 61.50 U/L，门冬氨酸氨基转移酶 46.80 U/L，白蛋白 15.60 g/L，糖 5.65 mmol/L，肌酐 44.00 μmol/L。K$^+$ 3.44 mmol/L，Na$^+$ 135.00 mmol/L。降钙素原 0.60 ng/mL。术前免疫：核心抗体（+）0.008 COI。痰培养：革兰阴性杆菌（+），可见白细胞内有吞噬体。抗酸杆菌涂片、心肺四项、GM 试验、便常规、尿常规均为阴性。心电图未见异常。入院后行胸部 CT 提示肺部病变范围较前扩大，多发空洞形成（图 28-3）。

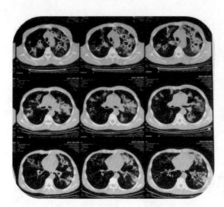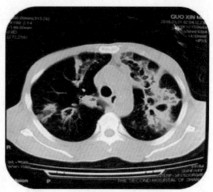

图 28 -3　入院行胸部 CT 检查提示病变进展

初步治疗：予广谱强效抗生素美罗培南加用伏立康唑、利奈唑胺增加抗菌谱覆盖、强化抗感染治疗，同时予氨溴索祛痰，予多索茶碱平喘、通畅气道，同时嘱其勤雾化促进排痰，针对发热暂予对症退热处理，监测体温变化，嘱其加强营养，增强抵抗力，并持续吸氧纠正缺氧。

第 1 次痰培养：烟曲霉（少），大肠埃希菌(+)。（连续 2 次痰培养提示为烟曲霉感染）。入院 1 周：仍有间断发热，体温最高 38.5 ℃，予间断使用激素后降至正常。复查血常规：WBC 13.97 × 10^9/L，RBC 3. 67 × 10^{12}/L，Hb 108. 0 g/L，PLT 284. 00 × 10^9/L，N% 84.50% 。呼吸道病原体 IgM 九联检：肺炎支原体血清学试验(+)，流感病毒 A 型(+)。生化：丙氨酸氨基转移酶 47.70 U/L，门冬氨基转移酶 58.80 U/L，白蛋白 24.80 g/L，肌酐 43.00 μmol/L，K^+ 4. 57　mmol/L，Na^+　131. 00　mmol/L，Cl^-　98. 00　mmol/L，Ca^{2+} 1.81 mmol/L。结核杆菌抗体测定(+)。心电图：窦性心动过速，大致正常。

该患者病程前后 20 余天，此次以间断咳嗽、咳痰伴发热、进行性气紧为主要表现，结合病史资料及辅助检查结果，侵袭性肺曲霉病诊断明确，根据抗真菌用药指南，应用以伏立康唑为主的抗真菌治疗，但仍有反复发热，考虑单用伏立康唑抗真菌治疗效果欠理想，故联合卡泊芬净抗真菌治疗。2 天后体温降至正常，体温波动见图 28 - 4。

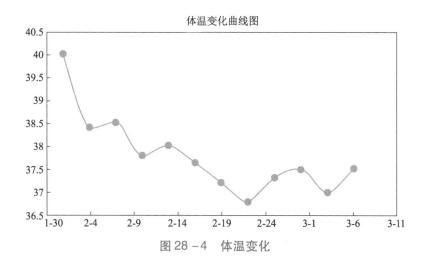

图 28 - 4　体温变化

再次复查：ESR 57.00 mm/h，布氏杆菌凝集试验（-），CRP 22.50 mg/L。血常规：WBC 10.94×10^9/L，RBC 3.60×10^{12}/L，Hb 104.0 g/L，PLT 391.00×10^9/L，N% 84.00%，降钙素原 0.57 ng/mL。生化：丙氨酸氨基转移酶 118.80 U/L，门冬氨酸氨基转移酶 53.90 U/L，白蛋白 33.20 g/L，肌酐 37.00 μmol/L，K^+ 4.34 mmol/L，Na^+ 138.00 mmol/L。G 试验（-）。复查胸部 CT 结果如下（图 28 - 5）。

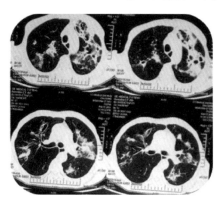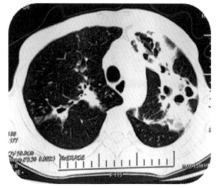

图 28 - 5　复查胸部 CT 示多发斑片影，密度边界不清，
左肺上叶尖后段空洞形成

患者精神、食欲、睡眠仍欠佳，仍有发热，最高体温波动于 37～38℃，咳嗽、咳痰较前减少，气紧有所缓解，感乏力。治疗调整：伏立康唑 200 mg、每 12 小时 1 次（100 mg/支）（持续 1 月余至出院改口服）；美罗培南 0.5 g、每 8 小时 1 次（1 周后换头孢他啶）；静脉注射用人免疫球蛋白 10 g、1 次/天（2 月 13 日至 18 日）。2018 年 3 月 2 日复查胸部 CT 如图 28 - 6。体温控制，院外持续口服伏立康唑片 200 mg，每 12 小时 1 次。后随访复查胸部 CT（图 28 - 7、图 28 - 8）。

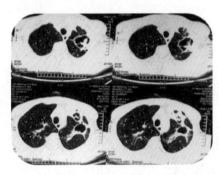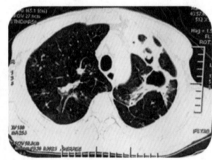

图 28 - 6　2018 年 3 月 2 日出院前复查胸部 CT

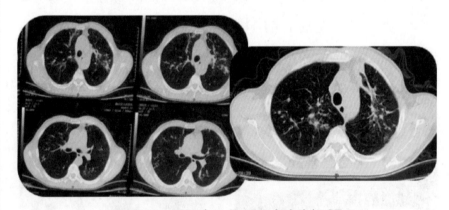

图 28 - 7　2018 年 5 月 22 日复查胸部 CT

[最终诊断]　重症肺炎，侵袭性肺曲霉病，Ⅰ型呼吸衰竭，电解质紊乱，低钠血症，低白蛋白血症。

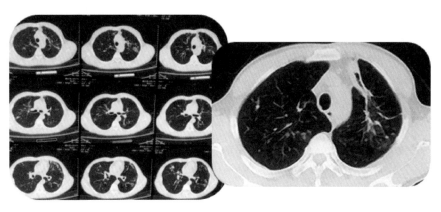

图 28 - 8　2018 年 9 月 27 日复查胸部 CT

病例分析

　　感染性疾病是引起发热最常见的原因。该患者以发热起病，结合影像学进展情况及细菌学检查临床诊断为侵袭性肺曲霉病，经积极抗真菌、抗感染及对症支持治疗后病灶明显吸收好转。侵袭性肺曲霉病又称继发性肺曲霉病，多在原有肺部慢性疾病或严重基础疾病的基础上、使用激素或免疫抑制剂时发生。曲霉为条件致病菌，在某种环境下或机体免疫力低时容易感染。临床表现、影像学及组织病理学并无特异性表现，诊断金标准是病原学培养出曲霉；治疗首选抗真菌类药物，联合抗 G⁻杆菌和 G⁺球菌药物或根据药敏试验选择抗生素，治疗疗程要足够长，避免病情反复。

病例点评

　　面对曲霉感染的患者，应充分考虑其易感因素，患者肺部感染，经强有力抗感染治疗无效时要考虑该疾病，应尽早进行病原学诊断。对于发热患者，应广开思路，积极完善相关检查，通过蛛丝马迹寻找可能导致感染的发病因素，并积极对症、对因治疗。

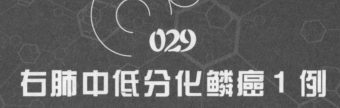

029
右肺中低分化鳞癌1例

病历摘要

患者，男性，51岁，主因"当地医院行胸部CT示右下肺门肿块伴中下叶阻塞性肺炎"就诊。

[现病史] 患者有长期吸烟史，自2018年6月中旬感冒后出现咳嗽、咳痰，痰为白色黏痰，量多，不易咳出，无发热、盗汗、食欲缺乏，抗生素治疗效果差；症状渐加重，出现痰中带血，活动后气短，伴全身乏力、消瘦，就诊于当地医院行胸部CT示右下肺门肿块伴中下叶阻塞性肺炎（图29-1），莫西沙星0.4 g/d静脉滴注，咳嗽、咳痰稍好转，为求进一步诊治，于2018年8月13日就诊于我科。

[体格检查] 叩诊清音，双肺呼吸音清，未闻及干、湿性啰音，心界不大，心率82次/分，律齐，无杂音。腹平坦，无压痛、

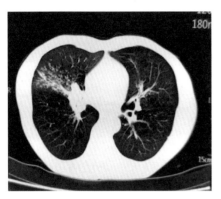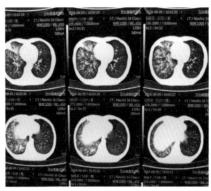

图 29 - 1　当地医院行胸部 CT

反跳痛，肝、脾肋下未触及，双下肢无水肿，行血气分析示 pH 7.042，PO_2 57.3 mmHg，PCO_2 43.7 mmHg，SO_2 87.7%。

[辅助检查]　支气管镜下示隆突增宽，右肺中间段可见肿物堵塞支气管，呈菜花样，表面覆盖有白色坏死物，质脆，触之易出血，考虑右肺中心型肺癌（图 29 - 2）；病理检查结果示（右肺中间段管口）送检支气管黏膜组织 4 块，其中 2 块存在黏膜慢性炎，其余 2 块可见核异型细胞巢浸润，部分胞质红染，可见角化，中低分化鳞状细胞癌不除外；免疫组化：AE1/AE3/（ + ），P63（ + ），P40（ + ），NapsinA（ - ），TTF-1（ - ），Syn（ - ），CD56（ - ），Ki-67（60% + ）（图 29 - 3）。

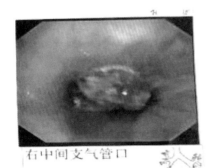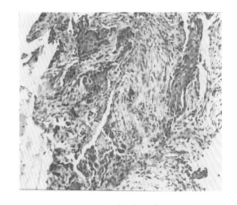

图 29 - 2　支气管镜下结果　　　　图 29 - 3　免疫组化结果

[诊断]　中央型肺鳞癌。

　　[诊疗经过]　患者及家属因自身原因放弃治疗，予出院。

病例分析

　　肺鳞癌多见于老年男性，与吸烟有密切关系。肺鳞癌以中央型肺癌多见，并有胸管腔内生长的倾向，肺鳞癌早期常引发支气管狭窄或阻塞性肺炎。肺鳞癌生长缓慢，转移晚，手术切除机会较多，5年生存率较高，肺鳞癌对放疗、化疗不如小细胞未分化癌敏感。

　　肺鳞癌的临床表现包括：①发热，以此为首发症状者占20%～30%。肺鳞癌所致的发热原因有两种，首先为炎性发热，多在38℃左右，很少超过39℃，抗生素治疗可能有效，但因分泌物引流不畅，常反复发作；其次为癌性发热，多由肿瘤坏死组织被机体吸收所致，此种发热应用抗感染药物治疗无效，激素类或吲哚类药物有一定疗效。②咳嗽，是最常见的症状，可能与支气管黏液分泌的改变、阻塞性肺炎、胸膜侵犯、肺不张及其他胸内合并症有关。对于吸烟或患慢性支气管炎的患者，如咳嗽程度加重，次数变频，咳嗽性质改变如呈高音调金属音时，尤其是老年人，要高度警惕癌变的可能性。③痰中带血或咯血，亦是肺癌的常见症状，以此为首发症状者约占30%。由于肿瘤组织血供丰富，质地脆，剧咳时血管破裂而致出血，咯血亦可能由肿瘤局部坏死或血管炎引起。咯血的特征为间断性或持续性、反复少量的痰中带血丝，或少量咯血，偶因较大血管破裂、大的空洞形成或肿瘤破溃入支气管与肺血管而导致难以控制的大咯血。④胸痛，以胸痛为首发症状者约占25%，常表现为胸部不规则的隐痛或钝痛。

　　肺鳞癌的检查包括：①X线检查，通过X线检查可以了解肺癌

笔记

的部位和大小，可以看到由于支气管阻塞引起的局部肺气肿、肺不张或病灶邻近部位的浸润性病变或肺部炎变。②支气管镜检查，通过支气管镜可直接窥察支气管内膜及管腔的病变情况。可取肿瘤组织供病理检查，或吸取支气管分泌物做细胞学检查，以明确诊断和判定组织学类型。③细胞学检查，痰液细胞学检查是肺癌普查和诊断的一种简便有效的方法，原发性肺癌患者多数在痰液中可找到脱落的癌细胞。④剖胸探查术，肺部肿块经多种检查和短期诊断性治疗仍未能明确病变性质，肺癌的可能性又不能除外者，应做剖胸探查术。这样可避免延误病情致使肺癌患者失去早期治疗的机会。肺鳞癌根据病因、临床表现及实验室检查即可做出诊断。

肺鳞癌的治疗包括化疗、放疗、外科治疗、免疫治疗和靶向治疗。外科治疗是肺鳞癌首选和最主要的治疗方法，对于早期的肺鳞癌患者可以达到治愈的目的。

病例点评

在临床上，我们常常需要将肺癌与肺炎进行鉴别，除了病理学确诊之外，影像学检查也会为我们提供一些线索。一般来说，肺癌影像上多表现为团块状阴影、结节或肿块影，多有分叶，边界清楚，边缘有毛刺，可伴偏心厚壁空洞，内缘凹凸不平，常合并淋巴结肿大；而肺炎在 CT 上多为肺段或肺叶阴影，可见支气管扩张，多无支气管狭窄或阻塞，很少有周围型肺癌典型边缘征象。在症状上，肺癌表现为刺激性咳嗽、胸痛、咯血等，而肺炎除了咳嗽、咳痰等呼吸道症状外，可伴有毒性反应如发热等全身症状。

该患者为中年男性，有吸烟史，主要表现为咳嗽、咳痰2个月，痰为白色黏痰，量多，不易咳出，伴痰中带血、乏力、消瘦，一般抗生素治疗无效，胸部 CT 表现为右中下肺阻塞性肺不张，伴右下肺多发树芽征，根据检查结果及患者咳嗽、咳痰伴痰中带血的症状确诊患者为右肺鳞癌、右下肺炎。对于肺鳞癌的治疗，医生要综合考虑患者的经济情况、个体差异、心理等各方面因素，选择适合患者的个体化治疗方案，我们的关注点不仅仅限于早期的诊断与治疗，还要更多地去关注患者在确诊后是否进一步接受治疗，以及治疗后的疗效。这样的病例在临床上屡见不鲜，希望得到呼吸与危重症医师的高度重视。

笔记

030

多次复发的右肺中分化鳞状细胞癌 1 例

📋 病历摘要

患者，男性，65 岁，主因"咳嗽、咳痰 10 余年，痰中带血 1 月余"于 2015 年 6 月 23 日入院。

[现病史] 患者 2005 年始每遇冬季或受凉时出现阵发性咳嗽、咳痰，痰为白黏痰，偶有黄脓痰，每年发作时间长于 3 个月，不伴发热、盗汗、喘息、咯血、痰中带血、吞咽困难，无心悸、胸憋、胸痛，未予重视及诊治。2015 年 5 月下旬出现痰中带血丝，未予重视，6 月初痰中带血加重，为痰与血的混合物，血量增多，为求进一步诊治入住我科，自患病以来精神、食欲、睡眠可，大小便正常，近 1 个月体重下降 4 kg。

[既往史] 既往诊断甲状腺功能减低，规律口服左甲状腺素钠

笔记

片治疗。

[个人史] 吸烟40年，40支/天。

[体格检查] 体温36.3℃，脉搏82次/分，呼吸20次/分，血压115/73 mmHg。神志清楚，查体合作。全身皮肤及黏膜未见黄染及出血点，浅表淋巴结无肿大。双肺叩诊清音，听诊双肺呼吸音清，未闻及干、湿性啰音。心率82次/分，各瓣膜听诊区未闻及病理性杂音。腹软，无压痛及反跳痛，肝、脾肋下未触及，双下肢无水肿。

[辅助检查] 胸部CT（2015-6-30，我院）：右肺上叶占位，考虑中央型肺癌，伴阻塞性肺炎、阻塞性肺不张，右肺门及纵隔淋巴结转移（图30-1），请结合支气管镜检查。

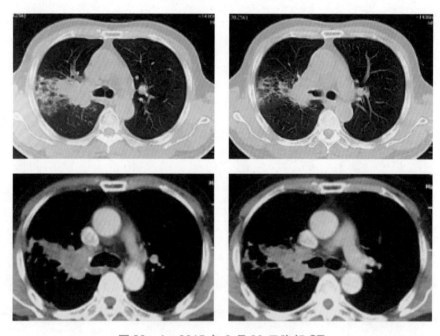

图30-1 2015年6月30日胸部CT

气管镜下见右肺上叶尖后段新生物，呈菜花样，质脆，触之易出血。钳取组织行病理检查：（右肺上叶）血性刷片中可见增生退变的纤毛柱状细胞、淋巴细胞、中性粒细胞，另外见退变的核异质

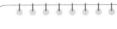

细胞及裸核细胞，考虑鳞癌细胞。病理活检回报：（右肺上叶）送检活检组织，鳞状上皮呈乳头状增生，部分区域癌变伴间质浸润，考虑中分化鳞状细胞癌，建议必要时通过免疫组化确诊。

［初步诊断］　右肺中分化鳞状细胞癌，慢性支气管炎，甲状腺功能减低。

［治疗］　予吉西他滨（1.6 g，d1、d8）、顺铂（60 mg，d1 ~ d2）化疗1次，后分别于7月16日、8月3日、8月26日入院行第2次、第3次、第4次化疗，化疗过程顺利。2015年8月复查胸部CT如图30-2所示。

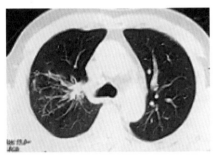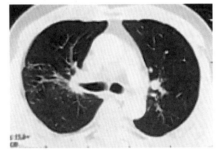
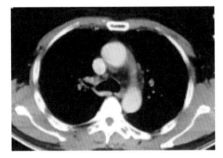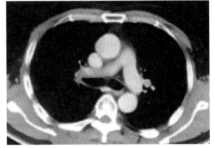

图30-2　2015年8月3日胸部CT

2015年10月13日开始给予精确放疗，5次/周，共30次。2015年12月15日及2016年2月16日因咳嗽、咳痰加重，伴快速行走后气短，就诊于我科，复查胸部CT考虑放射性肺炎，肿瘤较前明显减小，给予抗感染等对症治疗后病情好转出院。其中，2015年11月、12月底分别复查胸部CT如图30-3、图30-4所示。

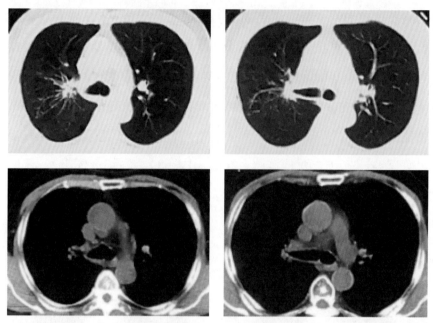

图 30 - 3　2015 年 11 月 24 日胸部 CT

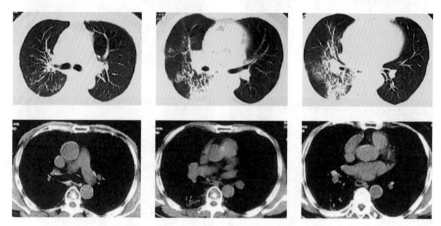

图 30 - 4　2015 年 12 月 28 日胸部 CT

　　2016 年 6 月 13 日复查胸部 CT，肿瘤未见增大。2016 年 10 月 17 日受凉后咳嗽、咳痰加重，咳嗽性质改变，以干咳为主，偶有咳痰，伴气短，行胸部 CT 检查示右肺病变处占位增大。行纤维支气管镜检查，镜下见气管、隆突正常：右肺上叶管口变窄，管口有脓性分泌物，吸除后黏膜充血水肿，尖后段支气管口消失，前段管口充血水肿，可见肉芽肿样隆起。中叶及下叶各管腔通畅。左肺各级支气管管腔通畅，未见明显异常。镜下考虑右上肺癌化疗、放疗后改变。支气管镜钳取组织病理检查：（右肺上叶管口）送检穿刺活检组织3块，其中1块存在黏膜慢性炎伴上皮鳞化局部癌变浸润间质，考虑鳞状细胞癌；其余2块组织存在黏膜慢性炎伴炎性渗出，考虑右肺鳞癌复发。行 Ki-67 免疫组化，结果回报 Ki-67（40% +）。考虑肿瘤进展速度尚可。予吉西他滨（1.6 g，d1、d8）、奈达铂（60 mg，d1～d3）化疗1次，病灶较前缩小。

后分别于2016年10月27日、11月2日，2017年1月4日、2月15日按上述方案化疗4次，病灶较前明显缩小。2016年10月25日复查胸部CT如图30-5所示。2017年5月底出现声音嘶哑，复查胸部CT（图30-6）示病灶较前明显增大，考虑第2次复发。

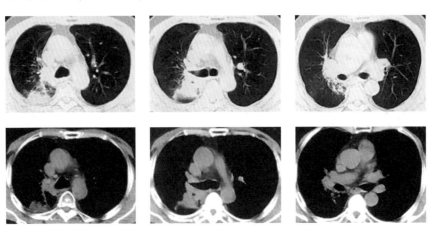

图 30-5　2016 年 10 月 25 日胸部 CT

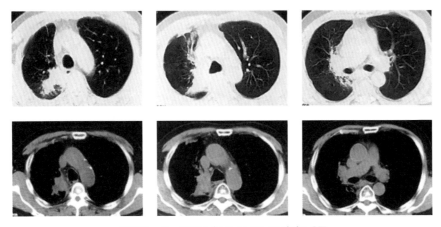

图 30-6　2017 年 5 月 31 日胸部 CT

行支气管动脉化疗（吉西他滨 1.2 g，奈达铂 60 mg），后再次予吉西他滨（1.6 g，d1、d8）、奈达铂（60 mg，d1～d3）分别于 2018 年 7 月 6 日、8 月 8 日化疗 2 次，病灶较前减小。后继续于 2017 年 10 月 31 日、12 月 11 日，2018 年 1 月 31 日、3 月 22 日、4 月 3 日、6 月 4 日及 7 月 31 日予吉西他滨（1.6 g，d1、d8）、奈达铂（60 mg，d1～d3）化疗，起初效果尚可，2018 年 6 月之后病灶进展略缓慢，建议加用贝珠伐单抗治疗，患者及家属拒绝使用。2018 年 7 月底复查胸部 CT 如图 30－7 所示。

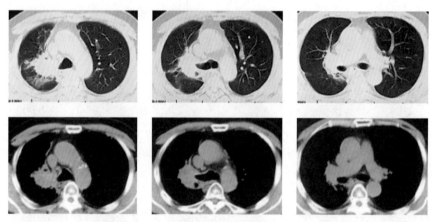

图 30－7　2018 年 7 月 31 日胸部 CT

于 9 月 30 日更换为多西他赛（120 mg，d1）、顺铂（40 mg，d1～d3）化疗，效果欠佳，病灶增大。于 10 月中旬加用安罗替尼治疗，10 mg，用 14 天，停 7 天。2018 年 12 月复查胸部 CT 如图 30－8 所示。

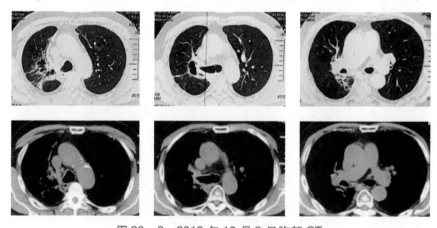

图 30－8　2018 年 12 月 2 日胸部 CT

病例分析

肺癌原发于支气管、肺，包括鳞癌、腺癌、小细胞癌和大细胞癌几种类型，是当今世界上严重威胁人类健康与生命的恶性肿瘤。其病因复杂，但重度吸烟是明确有相关性的病因，吸烟与鳞状细胞癌及小细胞癌密切相关。

鳞癌是肺癌最常见的类型，约占全部肺癌的 30%，男性多见，患者年龄多数在 50 岁以上，血行转移发生较晚，手术切除疗效好，对放、化疗敏感性低于小细胞肺癌。多数起源于段和亚段支气管黏膜，并在支气管内形成肿块，阻塞管腔，引起阻塞性肺炎。肿块易发生中心坏死和形成空洞。组织学特点是癌细胞呈多形性，胞质丰富，核畸形，染色深、呈癌巢，内可见角化现象。鳞癌细胞多数为中度分化或低分化，高分化者较少。

治疗上，手术为首选方法。不能手术的患者可选择化疗及放疗，吉西他滨（1250 mg/m^2，d1、d8）联合顺铂 21 天方案，治疗效果更好，已被 FDA 批准为 NSCLC 的一线治疗方案。

病例点评

患者明确诊断为肺鳞癌，为中心型肺癌，治疗过程中 3 次复发，3 次更换化疗方案，现患者病情仍处于控制状态，肿瘤治疗效果尚可。这提示我们随着治疗手段的多样化，肿瘤药物的不断更新，肿瘤的治疗已经步入综合治疗的阶段，肿瘤患者的生存率也明显提高，因此需要根据患者病情，选择适宜的治疗手段，使患者最大获益。该病例仍需要继续跟进，后期肿瘤如再有进展，还可考虑免疫治疗等手段，使患者持续获益。

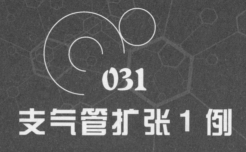

031
支气管扩张 1 例

病历摘要

患者，女性，50 岁，主因"慢性咳嗽、咳痰 40 年余，咯血 12 年，加重 5 天"入住呼吸与危重症医学科。

[体格检查] 神志清，精神可，慢性病容，杵状指，口唇发绀，球结膜无充血水肿，颈静脉未见充盈，全身浅表淋巴结未触及肿大，咽无充血，扁桃体无肿大。视诊双肺呼吸运动一致，呼吸节律正常，触诊双肺双肺语颤减弱；叩诊呈清音；听诊双肺呼吸音粗，双肺可闻及湿性啰音。心率 84 次/分，律齐，各瓣膜听诊区未闻及病理性杂音，腹软，无压痛、反跳痛及肌紧张，肝、脾肋下未触及，移动性浊音阴性，双下肢无水肿。

[辅助检查] 入院行胸部 CT 检查（图 31 - 1）示双肺支气管

笔记

扩张，囊状扩张。化验回报：CRP 20.62 mg/L。痰培养示黏液型铜绿假单胞菌阳性。血常规、红细胞沉降率、降钙素原、凝血未见明显异常。

[初步诊断]　支气管扩张合并咯血。

[治疗]　给予抗感染、止血、祛痰等对症治疗 1 周后，患者无咯血，咳嗽、咳痰较前明显好转，复查胸部 CT（图 31 −2）示炎症部位较前明显吸收。好转出院。

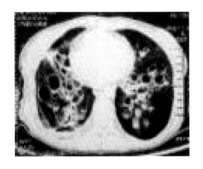　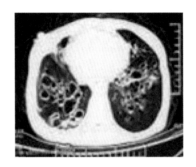

图 31 −1　入院胸部 CT　　　图 31 −2　复查胸部 CT

病例分析

支气管扩张多见于儿童和青年，是由于支气管及其周围肺组织慢性化脓性炎症和纤维化，支气管壁的肌肉和弹性组织被破坏，导致支气管变形及持久扩张。主要致病因素为支气管感染、阻塞和牵拉，部分有先天遗传因素。患者多有麻疹、百日咳或支气管肺炎等病史，以后常有呼吸道反复发作的感染。典型的症状有慢性咳嗽、咳大量脓痰和反复咯血。慢性咳嗽伴大量脓性痰，痰量与体位改变有关，如晨起或入夜卧床时咳嗽痰量增多，呼吸道感染急性发作时黄绿色脓痰明显增加，一日数百毫升，若有厌氧菌混合感染则有臭味。咯血可反复发生，程度不等，从小量痰中带血至大量咯血，咯血量与病情严重程度有时不一致，支气管扩张咯血后一般无明显中毒症状。若反复继发感染，支气管引流不畅，痰不易咳出，可感到胸闷不适，炎症扩展到病变周围的肺组织，出现高热、食欲缺乏、盗汗、消瘦、贫血等症状。慢性重症支气管扩张患者的肺功能严重障碍时其劳动能力明显减退，稍活动即有气急、发绀，伴杵状指（趾）。患者的体征取决于病变范围及扩张程度，轻微的支气管扩张可无明显体征，一般在扩张部可听到大小不等的湿性啰音，其特点是持久存在。此外，可伴有阻塞性肺炎、肺不张或肺气肿的体征。在慢性病程的支气管扩张患者中，可见杵状指及全身营养较差的情况。常见的并发症有胸膜炎、脓胸、心包炎及肺源性心脏病，甚至心力衰竭。

辅助检查：①胸部 X 线片：轻症多无异常发现，重症病变区肺纹理增多、增粗、排列紊乱，有时可见支气管呈柱状增粗或"支气管扩张轨道征"，典型呈蜂窝状或卷发状阴影，其间夹有液平面的囊区。②目前 HRCT 可在横断面上清楚地显示扩张的支气管，已成为支气管扩张的主要诊断方法。③其他辅助检查如痰培养、肺功能检查、纤维支气管镜检查等也有助诊断。

治疗方案：①治疗基础疾病，提高免疫力；②控制感染，支气管扩张患者感染的病原菌多为革兰阴性杆菌，如常见的流感嗜血杆菌、肺炎克雷伯杆菌、铜绿假单胞菌等，可针对这些病原菌选用抗生素，应尽量做痰液细菌培养和药敏试验，以指导治疗；③改善气流受限，如使用支气管舒张剂；④清除过多的分泌物，使用化痰药物、拍背配合雾化吸入；⑤对于咯血患者，可使用止血药物，对咯血严重者，可考虑介入治疗；⑥手术治疗，病变部位肺不张长期不愈者，病变部位不超过一叶或一侧者，反复感染药物治疗不易控制者，可考虑手术治疗。

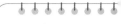

病例点评

　　该患者慢性咳嗽、咳痰 40 年余，咯血 12 年，多年来反复感染致症状加重，胸部 CT 可见明显的支气管扩张征象，多次经过积极抗感染、止血、祛痰等对症治疗后取得良好疗效。

　　支气管扩张患者感染的病原菌多为革兰阴性杆菌，常见流感嗜血杆菌、肺炎克雷伯杆菌、铜绿假单胞菌等，可针对这些病原菌选用抗生素，应尽量做痰液细菌培养和药敏试验，以指导治疗，但抗生素的选择，靠经验及患者治疗后的反应、痰培养及药物敏感试验不完全可靠。

　　咯血是支气管扩张的常见症状，且为威胁生命的主要原因，咯血常无明确的诱因，也不一定与其他症状如发热、咳脓痰等同时出现。少量咯血经休息，使用镇静药、止血药，一般都有效，该患者咯血量较小，经内科保守治疗后，症状明显好转，若有大量咯血可行支气管动脉栓塞术。

　　在急性感染时，注意休息及营养、支持疗法是不可缺少的。

笔记

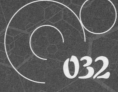

032
支气管哮喘急性发作期 1 例

病历摘要

患者，男性，45 岁，主因"间断咳嗽、喘息、胸闷、气短 12 天"来院就诊。

[现病史] 患者干咳无痰，上述症状常于夜间发作，与接触冷空气、花粉、刺激性气味无关。

[体格检查] 发作时双肺可闻及哮鸣音，余未见明显阳性体征。

[辅助检查] 入院后行肺功能检查、支气管激发试验。支气管激发试验前：轻度阻塞型通气功能障碍；支气管激发试验后：吸入乙酰胆碱 4 ng/mL（第 3 管）后，1 秒量下降 24.92%，PEF 下降 30.32%，支气管激发试验严重（ + ）。胸部 CT 未见明显异常。

[诊断]　支气管哮喘。

[治疗]　给予抗感染、扩张气道及对症支持治疗后，上述症状明显缓解后出院，院外规律吸入药物治疗。

病例分析

支气管哮喘简称哮喘，是由多种细胞（如嗜酸性粒细胞、肥大细胞、T淋巴细胞、中性粒细胞、平滑肌细胞、气道上皮细胞等）和气道组分参与的气道慢性炎症性疾病。哮喘是世界上最常见的慢性疾病之一，是一种复杂的、具有多基因遗传倾向的疾病，其发病具有家族聚集现象，亲缘关系越近，患病率越高。哮喘的发病机制尚未完全阐明，目前可概括为气道免疫—炎症机制、神经调节机制及其相互作用，近几年来，人们对于小气道炎症在支气管哮喘发病机制中的重要性有了新的认识。

诊断标准：①反复发作喘息、气急、胸闷或咳嗽，多与接触变应原、冷空气、物理、化学性刺激、病毒性上呼吸道感染、运动等有关。②发作时在双肺可闻及散在或弥漫性、以呼气相为主的哮鸣音，呼气相延长。③上述症状可经平喘药物治疗后缓解或自行缓解。④除外其他疾病所引起的喘息、气急、胸闷或咳嗽。⑤临床表现不典型者（如无明显喘息或体征）应有下列3项中至少1项：A. 支气管激发试验或运动试验阳性；B. 支气管扩张试验阳性；C. 昼夜PEF变异率≥20%。符合①～④条或④⑤条者，可以诊断为哮喘。

哮喘可分为急性发作期、非急性发作期。

（1）急性发作时严重程度可分为轻度、中度、重度和危重4级：①轻度：步行或上楼时气短，可有焦虑，呼吸频率轻度增加，闻及散在哮鸣音，肺通气功能和血气分析检查正常。②中度：轻度活动后感气短，讲话常有中断，有时焦虑，呼吸频率增加，可有三凹征，闻及响亮、弥漫的哮鸣音，心率增快，可出现奇脉，使用支气管舒张剂后 PEF 占预计值的 60%～80%，SaO_2 为 91%～95%。③重度：休息时感气短，端坐呼吸，只能发单字表达，常有焦虑和烦躁，大汗淋漓。呼吸频率 > 30 次/分，常有三凹征，闻及响亮、弥漫的哮鸣音，心跳增快 > 120 次/分，奇脉，使用支气管舒张剂后 PEF 占预计值 < 60% 或绝对值 < 100 L/min，或发作时间 < 2 小时，$PaO_2 < 60$ mmHg，$PaCO_2 > 45$ mmHg，$SaO_2 \leq 90\%$，pH 可降低。④危重：患者不能讲话，嗜睡或意识模糊，胸腹矛盾运动，哮鸣音减弱甚至消失，脉率变慢或不规则，严重低氧血症和高二氧化碳血症，pH 降低。

（2）非急性发作期哮喘按病情严重程度可分为间歇发作、轻度持续、中度持续、严重持续 4 级。

支气管哮喘的诊治过程中，要注意与慢性阻塞性肺疾病相鉴别，避免误诊、漏诊，明确诊断后有助于选择正确的治疗方案，目前支气管哮喘的规范化管理至关重要，也仍然面临着挑战，规范化治疗与个体治疗的有机结合是重要的一部分。

📋 病例点评

该患者间断咳嗽、喘息、胸闷、气短 12 天，行肺功能检查及支气管激发试验，诊断明确，给予规范化治疗后，症状缓解，取得良好疗效。

对于支气管哮喘患者，糖皮质激素是目前控制哮喘最有效的药物，可缓解患者气道痉挛，除此之外，应给予患者相关知识教育、嘱其院外避免接触变应原，规律用药，3个月复查肺功能，根据肺功能调整用药。

对于支气管哮喘患者，如能得到及时诊断和长期规范化治疗，儿童临床控制率可达95%，成人可达80%。轻症患者容易控制；病情重、气道反应性增高明显、出现气道重构或伴有其他过敏性疾病者则不易控制。若长期反复发作，可并发肺源性心脏病，需引起患者高度重视。因此在明确诊断的基础上，针对不同患者将规范化治疗和个体化治疗有机结合，从而使疾病得到控制至关重要，这还需要我们不断去探索、研究。

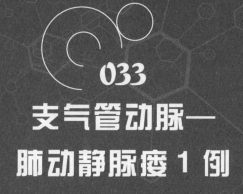

033
支气管动脉—
肺动静脉瘘 1 例

📋 **病历摘要**

患者，男性，48 岁，主因"间断咯血 13 年，加重 3 天"于 2017 年 9 月 29 日入院。

[现病史] 患者 2004 年出现咯血，鲜红色，量 200～300 mL/d，伴咳黄痰，无发热、胸憋、胸痛、盗汗、气短，恶心、呕吐，就诊于当地医院，止血、对症治疗后好转出院，院外未进一步诊治。2014 年 5 月左右再次出现咯血，每日量约 200 mL，性状同前，就诊于当地矿务局医院，治疗 2 天后再次出现咯血，量约 300 mL，不能除外"肺结核"，遂就诊于太原市某医院，痰中未见抗酸杆菌，试验性抗结核治疗 1 个月（具体方案不详），行胸部 CT 未见明显变化，就诊于北京某医院行胸部 CT 示双肺少许感染性病变，双肺间

质改变，双肺多发肺气肿、肺大疱，不考虑肺结核，停抗结核药物。2017 年 9 月 27 日夜间突然出现咯血，鲜红色，量约 200 mL，伴咳少量黄白黏痰，就诊于当地急诊，复查胸部 CT，予酚磺乙胺、氨甲苯酸、酚妥拉明（剂量不详）及抗感染药物（具体药物不详）治疗效果欠佳，9 月 29 日再次出现咯血，量 300 mL，今为进一步诊治收住我科。病程中伴咳嗽，不伴胸憋、气短、发热、盗汗，不伴皮肤、黏膜出血点，不伴呕血、黑便等症状。患者自发病以来，精神、食欲、睡眠欠佳，近日尿频，有排尿不尽感，近 3 天无大便，体重无明显变化。

[既往史] 既往有陈旧性肺结核病史，吸烟 40 余年，20 支/天。

[体格检查] 体温 37 ℃，脉搏 104 次/分，呼吸 20 次/分，血压 123/87 mmHg。口唇发绀，胸廓对称，右上肺呼吸音粗，左肺及右下肺呼吸音弱，未闻及干、湿性啰音。双下肢静脉曲张。心、腹查体未见明显阳性体征。

[辅助检查] 血气分析（2017-9-29，未吸氧）：pH 7.44，PCO_2 34 mmHg，PO_2 58 mmHg，SO_2 92%，氧合指数 276 mmHg；血气分析（2017-7-29，吸氧 5 L/分）：pH 7.41，PCO_2 37 mmHg，PO_2 77 mmHg，SO_2 96%，氧合指数 234 mmHg；血气分析（2018-5-30，未吸氧）：pH 7.413，PCO_2 33.6 mmHg，PO_2 86.2 mmHg，SO_2 96%，氧合指数 410 mmHg。心电图（2017-9-29，我院）：窦性心动过速，III 导联可见异常 Q 波，心电图不正常。化验血常规、生化、凝血、降钙素原、心梗标志物未见明显异常。肺通气灌注扫描 + 双下肢深静脉显像（2017-09-30）见图 33－1。CTPA（2017-10-10）见图 33－2。

[初步诊断] 咯血原因待查，I 型呼吸衰竭，陈旧性肺结核。

[诊疗经过] 2017 年 7 月 29 日行支气管动脉造影术 + 栓塞术止血治疗。结果示右支气管动脉与肋间最高动脉共干，可见右支气

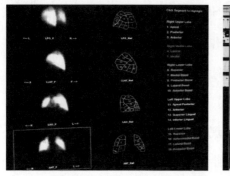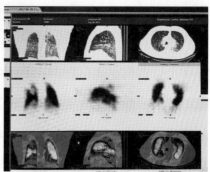

图 33 – 1　2017 年 9 月 30 日肺通气灌注 + 双下肢深静脉显像

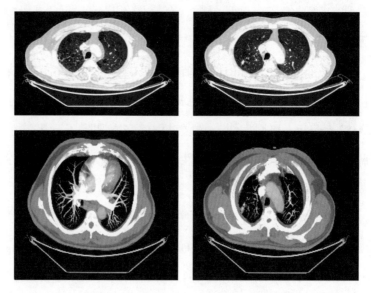

图 33 – 2　2017 年 10 月 10 日 CTPA

管动脉增粗，走行迂曲，分支血管增多，右侧肺动脉早显，实质期见不规则染色，造影剂浓聚；左支气管动脉增粗，走行迂曲，分支血管增多，实质期见不规则染色，造影剂浓聚。采用明胶海绵颗粒（1400 ~ 2000 μm）及弹簧圈进行栓塞。

　　术中出现胸憋、大汗，心率 120 ~ 130 次/分，血压 80/50 mmHg。术后复查心电图、心肌梗死标志物较前无明显变化。复查血气分析（吸氧 5 L/min）：pH 7.41，PCO_2 37 mmHg，PO_2 77 mmHg，SO_2 96%，氧合指数 234 mmHg。

2017年7月30日行肺灌注+双下肢深静脉显像（当天无核素，未能完善肺通气扫描），示双下肢深静脉回流通畅，未见侧支循环形成，右肺上叶尖后段肺栓塞有高度可能性。

　　诊疗思路思考：肺栓塞是否诊断明确？若诊断肺栓塞，肺栓塞是既往已栓塞还是此次发病？栓子来源？是否应该抗凝？

　　目前不能除外肺栓塞，治疗上给予低分子肝素抗凝治疗，同时密切监测凝血变化。

　　2017年10月10日行CTPA：双肺多发肺大疱，右肺尖结节，考虑炎性病变，CTPA未见明显异常。

　　2017年10月10日肺通气灌注显像：双下肢深静脉回流通畅，双下肢深静脉未见侧支循环形成，双肺通气功能正常，右肺上叶尖后段肺栓塞可能。

　　［出院诊断］　患者于2017年10月12日出院，出院诊断：支气管动脉-肺动脉瘘（右），支气管扩张症，肺栓塞，Ⅰ型呼吸衰竭，慢性支气管炎，阻塞性肺气肿，肺大疱，陈旧性肺结核。嘱院外利伐沙班10 mg抗凝治疗6个月。

　　［随访］　出院至2018年5月23日复诊，患者规律口服抗凝药（利伐沙班），未再出现咯血，无咳嗽、咳痰、胸憋、气紧等症状。复查血气分析（未吸氧）：pH 7.413，PCO_2 33.6 mmHg，PO_2 86.2 mmHg，SO_2 96%，氧合指数410 mmHg。复查肺通气灌注显像较前无变化。治疗上停用抗凝药物。

病例分析

　　该患者咯血病史长，此次因再次大咯血入院，入院后内科止血效果欠佳，及时行介入栓塞治疗，取得良好疗效。介入治疗中右侧

笔记

支气管动脉－肺动脉瘘，同时合并存在肺结核病史、支气管扩张病史、肺栓塞史。关于引起支气管动脉－肺动脉瘘的原因，有两种推测：①慢性肺栓塞病史→支气管动脉－肺动脉瘘→咯血；②肺结核病史、支气管扩张→支气管动脉－肺动脉瘘→咯血。肺结核患者病灶内出现组织坏死、再生，病变区血管破坏、修复过程中同时出现支气管动脉分支和肺动脉或肺静脉分支破坏的可能性很大，而且上述3种血管中存在明显的压力差，因此在血管破坏后修复的过程中，出现支气管动脉－肺动脉瘘或肺静脉瘘的概率大大增加。

思考：虽然患者相关症状明显缓解，但是复查肺通气灌注扫描结果较前无明显变化，仍提示右肺上叶尖后段肺栓塞可能，该部位与结核病变部位及介入栓塞部位大致一致，患者是否真的存在肺栓塞？是否肺结核病灶在修复过程中出现支气管动脉－肺动脉瘘，加之介入栓塞，从而影响了肺灌注扫描结果？若存在栓塞，抗凝药物治疗无效，栓子有没有可能不是血栓，而是明胶海绵颗粒？在没有确诊支气管动脉－肺动脉瘘前，对于患者咯血的原因，可能更多的关注是支气管扩张、肺结核、肺癌、肺栓塞等这些常见的病因，比较少关注肺部血管疾病。其实支气管动脉－肺动脉瘘在临床中也较常见，慢性肺栓塞、肺结核等最终都可以导致支气管动脉－肺动脉瘘。

明胶海绵是一种无毒、无抗原性的蛋白胶类物质，属中期栓塞剂，其栓塞机制除了机械性栓塞外其海绵状框架内可被红细胞填塞。如果凝血功能正常，能在血管内引起血小板凝集和纤维蛋白原沉积，很快形成血栓，它还能引起血管痉挛，也促使血栓形成，起到栓塞作用。文献认为明胶海绵颗粒过小，有可能通过吻合支到达肺循环而引起肺动脉供血区的微小梗死，或者通过肺静脉进入体循环引起不同部位的血管栓塞，造成器官梗死，且术后复发率高。

📠 病例点评

　　支气管动脉、肺动脉的解剖学基础：在胚胎发育过程中，体循环与肺动脉循环间存在交通，肺循环必须通过与体循环的吻合支获得血液和进行血气交换，出生后支气管动脉与肺动脉之间的交通支完全闭塞，成为潜在的交通支。若出生后交通支未闭合即形成先天性的支气管动脉－肺动脉瘘。病理条件下开放也会增多。支气管动脉、肺动脉都与支气管相伴行，肺动脉管径与支气管管径相当，而支气管动脉管径只有肺动脉的1/10～1/5。支气管动脉属主动脉系统，血压可达90 mmHg，而肺动脉系统血压只有它的1/6。支气管动脉压力大，血流量大，含氧量丰富。

　　支气管动脉－肺动脉瘘的形成：肺内炎症、肿瘤、栓子使肺动脉受损阻塞，由于肺动脉血流减少或需求量增加，血氧饱和度降低，支气管动脉代偿性扩张增加血流，原潜在交通支开放，由于生理情况下体循环平均压力远远高于肺动脉、肺静脉平均压，因此在各种因素作用下可能出现支气管动脉向肺动脉或肺静脉分流，支气管动脉可向肺循环供血，其中以支气管动脉－肺动脉瘘比例最大，可达90%左右。

　　支气管动脉－肺动脉瘘所致大咯血的可能原因：支气管动脉血液出现"盗流"，远侧分支血流减少，病变组织因血供不足而坏死、糜烂导致出血；近段支气管动脉和分流的肺血管分支显著扩张，管壁受病变侵犯后易出血；出现区域性肺动脉高压，当存在外界因素如精神紧张、咳嗽、劳累等时，病变区压力迅速增高而破裂出血。

　　总结以上的内容，期望帮助临床工作者更好地认识理解支气管动脉－肺动脉瘘。不仅基于"疑诊→确诊→治疗→疗效评估"这一临床思维主要走向，而且需要从解剖、病理、生理方面深刻剖析疾病的发生、发展过程。

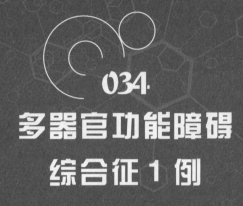

034

多器官功能障碍综合征1例

病历摘要

患者，男性，55岁，主因"昏迷40天，高热、痰多伴少尿1周"转入我科。

[现病史] 患者2016年9月21日自行注射胰岛素600 U，家属发现其出现意识障碍，经积极抢救治疗后生命体征恢复，意识仍呈昏迷状态，行高压氧治疗1个月后，意识仍无明显改善，并逐渐出现多种类的多重耐药菌混合感染，病情进行性加重，先后出现呼吸衰竭、急性肾衰竭等多脏器功能不全，于2016年10月31日转入我科。

[既往史] 2型糖尿病病史12年余，平素胰岛素治疗（具体方案不详）。吸烟史30余年，30~40支/天，饮酒30余年，250 mL/d。

[体格检查]　深昏迷状态，急性面容，脉搏 127 次/分，呼吸 33 次/分，血压 123/73 mmHg，面罩吸氧 5 L/min，血氧饱和度波动于 85% 左右，压眶疼痛刺激无反应，无定向能力，双侧瞳孔等大等圆，直径约 3 mm，对光反射弱，双上肢屈曲僵直，肌张力较高，不自主运动，双肺呼吸音弱，可闻及大量痰鸣音，心率 127 次/分，律齐，各瓣膜听诊区未闻及病理性杂音，腹软，未触及包块，肝、脾肋下未触及，全身重度凹陷性水肿，24 小时内体温最高达 38.9 ℃，痰多黏稠，不能自行咳痰，吸痰频率 10 分钟/次，可吸出大量黄黏痰，每次约 100 mL。

[辅助检查]　血气分析：pH 7.48，PO_2 50 mmHg，PCO_2 25.7 mmHg。血常规：WBC 最高 20.56×10^9/L，N% 94%。血清白蛋白 19 g/L。

痰培养：铜绿假单胞菌（多重耐药）、耐甲氧西林金黄色葡萄球菌、弗氏柠檬酸杆菌（多重耐药）、肺炎克雷伯菌（多重耐药）、鲍曼不动杆菌（多重耐药）。

尿培养：肺炎克雷伯菌（多重耐药）、铜绿假单胞菌（多重耐药）。

床旁超声：双侧大量胸腔积液，左右侧深度约 10 cm，留置双侧胸腔引流管。

[治疗]　入院后予以无创呼吸机辅助通气、加强排痰、美罗培南 + 乌司他丁抗感染、纳美芬促醒、奥拉西坦改善认知、前列地尔改善肾血流、人血白蛋白纠正低蛋白、提高胶体渗透压、加强利尿、床旁 CRRT（11 月 1 日开始）维持水电酸碱平衡治疗。

入院 5 小时无创呼吸机辅助通气（BIPAP，FiO_2 80%，IPAP 13，EPAP 6），血氧饱和度上升不明显，指脉氧饱和度 90% 左右，痰多黏稠，排痰困难。11 月 1 日 24 小时尿量 150 mL，左侧胸腔积液 650 mL、右侧 970 mL，给予床旁连续性肾脏替代治疗（continuous renal replacement therapy，CRRT），隔日进行。

11 月 2 日行气管切开术，有创呼吸机辅助通气（FiO_2 80%，PS 16，PEEP 8），未行血滤，夜间 23 时出现呼吸窘迫，心率 145 次/分，血压 160/96 mmHg，血氧饱和度下降至 80% 左右，双肺底满布湿性啰音，考虑急性左心衰竭，上调呼吸机参数，行 CRRT 脱水维持液体平衡后，心功能明显改善。

11 月 4 日痰培养示耐甲氧西林金黄色葡萄球菌；11 月 5 日示弗氏柠檬酸杆菌（多重耐药），加用替考拉宁、依替米星控制感染，治疗 10 天后，体温逐渐下降，波动于 37 ~ 38 ℃；11 月 13 日体温上升至 38.5 ℃左右，最高达 39 ℃，血压下降，用去甲肾上腺素维持，血常规示三系呈进行性下降趋势，气管切开处轻度渗血，血培养阳性（铜绿假单胞菌、多重耐药），DIC 系列凝血时间均延长，3P 试验阳性。考虑：感染性休克 DIC，给予血管活性药物维持血压抗休克，成分血输注纠正 DIC。3 天后停用血管活性药物。

1 月 20 日调整抗生素为莫西沙星注射液，4 天后仍间断低热。

11 月 24 日拔出中心静脉置管，莫西沙星治疗 10 天后，体温逐渐降至正常。

12 月 2 日调整为替加环素治疗，体温、血常规均正常，病情趋于稳定状态，经过 53 天的治疗，病情明显好转，情绪平稳，全身水肿完全消退，除中枢神经系统损伤不可逆外，其余各脏器功能均恢复，顺利脱机，生命体征平稳，各项化验结果随病情变化情况见表 34 - 1 至表 34 - 5，12 月 19 日顺利转入普通病房。

表34-1 治疗前后血常规

日期	WBC($\times10^9$/L)	Hb(g/L)	PLT($\times10^9$/L)	N(%)
11-2	17.4	98	373	92.64
11-23	1.45	61	85	35.54
12-23	8.71	71	175	79

表34-2 治疗前后肾功能指标变化

日期	BNP (rg/mL)	Cr	CO_2-CP (mmol/L)	K^+ (mmol/L)	Na^+ (mmol/L)	Ca^{2+} (mmol/L)
11-17	22.5	424	18	5.5	13.0	1.71
12-23	10.8	155	28	3.5	138	2.12

表34-3 治疗前后凝血指标变化

日期	凝血酶原时间(秒)	3P试验	D-二聚体 (ng/mL)	FDP (μg/mL)
11-23	21.5	+	2.59	5.8
12-28	15.8	-	0.63	1.6

表34-4 治疗前后CRP和降钙素原

日期	PTC(ng/mL)	CRP(mg/L)
11-18	3.16	53.7
12-23	0.6	12

表34-5 多次痰培养结果

日期	痰	血
11-3	铜绿假单胞菌(++)	铜绿假单胞菌(多重耐药)
11-3	肺炎克雷伯菌(+)(多重耐药)	
12-26	转阴	阴性

165

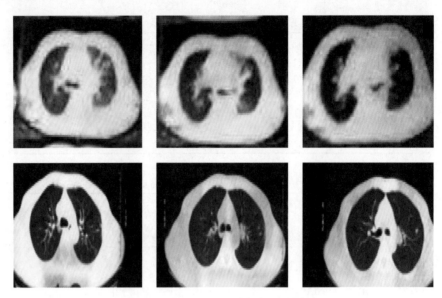

图 34 - 1　治疗前后胸部 CT 对比

病例分析

　　本例患者因大量使用胰岛素导致严重低血糖昏迷，因家属发现较晚，低血糖纠正时间较长（超过 6 小时），脑细胞发生不可逆的形态学改变（充血、多发点状出血、脑水肿、点状坏死、脑软化等），呈现去大脑皮质的某些特征，后来即使血糖恢复正常，因昏迷时间超过数月，意识完全恢复的可能性较小，经治疗后患者生命体征平稳，但无任何言语、意识、思维及定向能力，处于醒状昏迷植物人状态。

　　多器官功能障碍综合征（multiple organ dysfunction syndrome，MODS）：又称多系统器官功能衰竭（multiple systemic organ failure，MSOF），是指在严重感染、创伤或大手术等急性疾病过程中，同时或相继并发一个以上系统和（或）器官的急性功能障碍或衰竭，一般肺先受累，其次为肾、肝、心血管、中枢系统、胃肠、免疫系统和

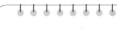

凝血功能障碍，其发病的特点是继发性、顺序性和进行性。该患者中枢神经系统功能障碍继发感染后相继出现肺（呼吸衰竭）、肾（急性肾衰竭）、心脏（急性心力衰竭）、凝血功能障碍（disseminated intravascular coagulation，DIC）及免疫系统功能紊乱，构成 MODS。

呼吸机治疗：入院 5 小时无创呼吸机辅助通气（BIPAP，FiO_2 80%，IPAP 13，EPAP 6），血氧饱和度上升不明显，指脉氧饱和度 90% 左右，痰多黏稠，排痰困难。11 月 2 日行气管切开术，有创呼吸机辅助通气（FiO_2 80%，PS 16，PEEP 8），随着重症肺炎的逐步控制，呼吸指标、氧合情况逐渐改善（CPAP、FiO_2 30%、PS 8）持续 3 天，呼吸指数均正常，开始间断试脱机，因患者长期重病卧床，免疫力低下，呼吸肌能力低下，不能耐受长时间脱机，间断试脱机 10 余天仍无法完全脱机，免疫调节、肠内营养乳剂均加量，人血白蛋白液加至 30 g/d，3 天后完全脱机。患者多器官功能衰竭，严重高分解代谢，能量消耗较大，各种组织结构与功能蛋白被迅速消耗，血清白蛋白下降，有效的营养支持非常重要，有助于缩短接受呼吸机的通气支持时间。

CRRT 替代治疗：患者全身高度水肿，无尿，肌酐较高，入院第 2 天夜间由于感染重、容量负荷较大，夜间发生急性左心衰竭，积极给予床旁 CRRT 替代治疗，有效保证液体平衡，心肺功能得以改善，后隔日 1 次给予床旁 CRRT 治疗。改善患者内环境及血流动力学稳定，对于合并急性肾衰竭的 MODS 是根本治疗方法，能极大地改善预后，降低死亡率。

多重耐药菌：由于患者意识障碍，丧失排痰能力，肺部感染进行性加重，营养差，抵抗力低下，各器官相继出现功能不全，且气管插管、颈内静脉导管、股静脉置管等一系列侵袭性操作均可导致多重耐药菌的产生和传播，结合该患者痰、血、尿培养的病原学资料，均提示多种多重耐药菌的感染，为加强和控制多重耐药菌的医院管理，有效预防和控制多重耐药菌在 ICU 的传播，保证医疗安全和降低 ICU 多重耐药菌医院感染发生率，严格执行各项消毒隔离措施，特转入单间隔离病房，专人特护，物品专用。针对患者多部位、多种类多重耐药菌的感染，给予前期治疗：美罗培南＋替考拉宁（2 周）、莫西沙星（10 天）、替考拉宁（7 天）治疗，感染逐步控制，呼吸功能逐渐改善，病情趋于好转，体温由最高 39.5 ℃逐步将至 37 ℃左右，血常规检查结果逐渐恢复正常，呼吸机支持条件下调（CPAP，PS 10，FiO_2 45%），指脉氧饱和度 95% ～ 100% 。后期治疗：由于患者感染菌种较多，鉴于替加环素覆盖多重耐药菌、革兰阴性杆菌、部分球菌及厌氧菌，为防止反复感染，后期给予替加环素辅助治疗 10 天，患者体温及血常规恢复正常，病情明显进一步好转。在治疗 ICU 多重耐药菌感染中，替加环素可有效改善症状、体征，提高细菌清除率，降低复发风险，加快疾病康复进程，且并未增加不良反应，均有临床应用价值。

DIC：患者重度感染，存在脓毒性休克，在有效抗生素的多联合广覆盖病原菌下，充分的容量复苏后血压仍呈休克状态，以血管活性药物维持。骨髓抑制，血常规三系进行性下降，凝血时间明显延长，DIC 试验阳性，气管切开处明显渗血，积极抗感染以治疗原发因素、抗休克，小剂量激素增加血管活性药物反应性，维持各脏器基本灌注，增加氧输送，同时成分血输注纠正凝血后，病情逐步改善，凝血指标得以恢复。

顽固性胸腔积液：胸膜腔灌注给药常用于肺部肿瘤恶性胸腔积液患者，对于该类非肿瘤重症患者，持续时间较长（＞20 天）伴大量胸腔积液（＞1000 mL/24 h），且合并不宜纠正的顽固性低蛋白血症，香菇多糖 12 mg 胸腔给药，夹闭 3 天后，胸腔积液量明显逐日减少，次日第 1 个 24 小时胸腔积液量共计 700 mL，第 3 天胸腔积液总量 550 mL，第 4 天 360 mL，1 周后全天右侧无胸腔积液，左侧约 100 mL，同时尿量逐日恢复，全天尿量逐日为 87 mL、185 mL、385 mL、510 mL、680 mL、1000 mL。该患者经大剂量香菇多糖局部给药治疗后，胸腔积液明显减少，考虑其原因一为机体免疫力的调节增强；二为胸膜腔内给药使得胸膜内膜发生无菌性炎症，产生细胞因子和趋化因子等黏附胸膜，使得胸膜通透性下降，可致胸腔积液的渗出及漏出减少，从而改变机体的体液分布，恢复肾血流，改善肾功能，同时行改善低蛋白血症、维持电解质平衡等对症治疗，最终使疾病得到有效控制。

持续性低钙血症：原因如下。①危重患者多出现应激反应可导致低钙血症；②全身感染时降钙素原生产增加导致低钙；③肾功能不全、水电解质紊乱致低钙；④病情重，营养差。有研究显示 ICU 患者发生低钙血症后并发肾衰竭、院内感染率增加，且接受血液制品治疗的概率也增加，并且发生低钙血症的患者的病情往往更重，ICU 治疗时间更长，病死率也更高，低钙血症患者的白蛋白水平显著低于正常水平，考虑在应激情况下，血浆蛋白水平下降导致钙结合蛋白低下，低钙血症可导致神经系统以及心血管系统并发症，加重病情，钙离子还参与激素分泌过程、凝血过程、维持酸碱平衡等。该患者患有重症感染、肾衰竭、重度低蛋白血症，其中枢神经系统、心血管系统、凝血系统均异常，该患者血钙最低水平 1.67 mmol/L。有研究表明：急性重度低钙血症（<1.5 mmol/L）如早期处理不及时或处理不当，最终可致呼吸道阻塞，甚至心肌收缩功能障碍而在短期内死亡（3~7 小时）。因此入院后及时给予静脉葡萄糖酸钙液 30 mL/d、碳酸钙 D_3 鼻饲，贯穿整个治疗过程（历时 53 天），在上述治疗持续 38 天、病情尚未控制时，检测血钙水

平回升仍不显著（<2 mmol/L），考虑机体分解代谢仍大于合成，继续外源性补充治疗，当治疗第45天时检测血清钙恢复到正常范围，此时病情也明显好转。低钙血症表现隐匿，在临床工作中常常被忽视，但对内环境的稳定、病情的转归影响较大，因此 ICU 患者应注意是否发生低钙血症，应及时预防和治疗，避免严重并发症的发生，改善患者预后。

病例点评

该患者因严重低血糖且历时较久，最终导致中枢神经系统功能障碍，遗留痴呆样植物人状态，因而低血糖昏迷必须紧急处理。低血糖昏迷是糖尿病治疗过程中最常见、也是最应重视的并发症，部分患者因发现不及时而导致不可逆性脑损害，甚至死亡，因此必须引起足够的重视。

对于危重症患者的救治必须有整体观点，机体是一个完整的整体，各器官相互联系和补充，共同完成人体的各项生理活动。支持治疗是给予受损器官的充分支持和修复，在治疗原发病或损害的同时还应积极对机体的神经、内分泌、免疫、炎症、凝血、代谢等各方面进行适当的调节，促进各器官之间的功能恢复正常。

035
撤机相关的急性
心功能不全 1 例

病历摘要

患者，女性，85 岁，颜面及下肢水肿半年，加重伴呼吸困难 1 周。

[现病史] 患者既往高血压病 40 余年，血压最高达 200/110 mmHg，未规律用药及监测血压；心房颤动 3 年，未规律用药。近半年间断颜面部及双下肢水肿，偶有胸憋、气紧，间断口服地高辛、利尿剂，1 周前受凉后感胸憋、气紧加重，夜间不能平卧，端坐位后稍缓解，伴颜面部及双下肢水肿，无胸痛、大汗，无咽部紧缩感、背部放射痛，无头痛、头晕、视物模糊，无恶心、呕吐等不适，入住我院 CCU。

[诊断] 完善相关检查考虑"冠心病，心力衰竭，心功能Ⅳ

笔记

级（NYHA），肺部感染"。

[治疗] 给予利尿、扩血管、强心、抗感染等治疗，胸憋、气紧较前好转，1 天前患者出现饮水呛咳，血氧饱和度下降，意识丧失，呼之不应，心电监护示逸搏心律，予持续胸外按压、简易呼吸器辅助通气、呼吸兴奋剂等，并请麻醉科予以气管插管接有创呼吸机辅助通气，转入 ICU 给予机械通气、抗感染、雾化、祛痰、扩张气道、改善心功能等治疗，患者逐渐意识转清，生命体征平稳，自主呼吸可，予以拔除气管插管，同时予以面罩吸氧（5 L/min）。撤机后 10 分钟，心电图示心房颤动心率，给予口服地尔硫䓬，15 分钟后患者气紧明显，呈端坐呼吸，听诊双肺布满干、湿性啰音，考虑急性左心衰竭，给予扩血管、强心、利尿治疗后症状缓解不明显，后加用冻干重组人脑利钠肽（新活素）静脉泵入改善心功能，患者心力衰竭症状逐渐缓解，心率、血压逐渐下降。撤机前后监测生命体征见表 35-1，撤机前后心功能指标见表 35-2。

表 35-1　撤机前后监测生命体征

时间	呼吸（次/分）	心率（次/分）	血压（mmHg）
撤机前 10 min	18~20	85~90	110~140/69~82
撤机后 10 min	25~30	110~125	140~176/80~96
撤机后 15 min	30~36	118~136	196~200/90~106

表 35-2　撤机前后心功能指标

时间	BNP（pg/mL）	CK-MB（ng/mL）	Myo（ng/mL）	cTnI（pg/mL）
撤机前	311.27	0.53	24.55	0.01
撤机后 2 h	937.30	0.31	22.52	0.01

笔记

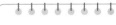

病例分析

急性左心衰竭（acute left heart failure，ALHF）是指在某种因素的作用下，左心室前负荷和（或）后负荷在短时间内明显增加，心肌收缩力急性下降，进而导致左室舒张末期压力增加、左室射血量下降、肺循环压力急剧上升，从而引起以肺循环淤血为主的一系列临床症状的总称。气管插管接有创呼吸机辅助通气可造成胸腔内正压，减少回心血量，降低心脏前负荷；通过增加左心室与周围大动脉的压力梯度而降低心脏后负荷；改善冠状动脉血供和心功能，从而提高了心排血量。对于存在心脏疾病、心功能不全的患者，突然的撤机，会引起机体血流动力学的变化，很可能会出现急性心功能不全，危及生命。

（1）撤机对心脏前负荷的影响：机械通气患者撤机后心脏前负荷明显增加。正压通气停止后患者胸腔负压增加，导致右心房压力降低，回心血量增多，右心前负荷增加；同时右心回心血量的增多，可引起左心室充盈量增加，左心前负荷相应增加，而胸腔负压增加也可导致右心室压力降低，室间隔出现右偏，从而导致左心前负荷的进一步增加。

（2）撤机对心脏后负荷的影响：撤机也可使心脏后负荷显著增加。右心后负荷与肺血管阻力有关，而后者又受肺容积影响。撤机后胸腔负压的增加，使得在正压通气时部分开放的肺泡又转为塌陷状态，肺血管阻力增加，进而引起右心后负荷增加。左心后负荷指的是左心收缩时需要克服的阻力，即左心室的跨壁压，其可以用左室收缩压与心脏表面压力之差来表示。撤机后，胸腔负压增加，心脏表面压力降低，左心室收缩压与心脏表面张力差值增大，从而导

笔记

173

致左心室后负荷增加。

可见，机械通气患者撤机后，由于正压通气转换为负压通气，心脏的前后负荷均明显增加，同时撤机也可能导致心肌的缺血、缺氧，从而影响患者的心功能。当撤机引起的负荷增加超出患者心功能耐受的范围时，会出现静水压性肺水肿等并发症，从而导致撤机失败。

综上所述，由于撤机会影响机体血流动力学变化，导致回心血量减少，从而引起急性心功能不全。临床上撤机相关的急性心功能不全并不少见，应该引起我们的重视，该患者撤机前生命体征平稳，但撤机后仍发生急性左心衰竭，故对于存在心脏疾病等高危因素的患者，撤机前应做好全面的评估，以及撤机失败的相关应对措施。研究显示，撤机前 BNP 绝对值大于 263 ng/L 或相对增加 48 ng/L，NT-proBNP 绝对值大于 1343 ng/L 或相对增加 21 ng/L，即可准确预测患者可能因心源性因素导致撤机失败；且较 NT-proBNP，BNP 有更高的敏感性。目前研究发现肺动脉楔压（PAWP）、容量负荷后中心静脉血氧饱和度（AScvO$_2$）、二尖瓣血流图（包括左心早期充盈的 E 峰和晚期充盈的 A 峰）、组织多普勒图像（TDI，包括 Ea 峰和 Aa 峰）、二尖瓣血流的传播速度（Vp）等指标均是一些撤机相关心功能不全的预测指标。结合患者病史、辅助检查及查体，做好综合的评估对重症患者将大大有益。

📋 病例点评

患者老年女性，冠心病、高血压病、房颤病史多年，此次肺部感染更进一步加重心功能不全；住院期间由于饮水呛咳，导致呼吸、心搏骤停；给予气管插管接有创呼吸机辅助通气、抗感染、祛痰平喘等治疗症状好转，撤机前生命体征平稳，撤机后突发急性左心衰竭，紧急给予强心、利尿、扩血管等治疗后好转。

撤机相关的急性心功能不全应引起临床医师的重视，存在基础心脏疾病的患者更应警惕，撤机前应做好全面的评估，撤机后应积极观察患者状态及各项指标，同时做好撤机失败及心力衰竭的应对措施。早发现、早干预可能大大改善预后。同时积极学习撤机前一些血流动力学、实验室或影像学评估指标，做好对重症患者撤机前的综合评估将大大减少撤机相关心力衰竭的风险。

036
肝硬化上消化道大出血合并心肌梗死 1 例

病历摘要

患者，女性，69 岁，主因"乏力 6 年，黑便 4 天，加重伴呕血 2 天"入院。

[现病史] 2012 年因活动后胸憋、心悸、气短就诊于北京某医院，诊断为"心肌梗死"，行冠脉造影术，提示三支广泛病变，不宜放置支架，此后规律口服"阿司匹林 100 mg/d，氯吡格雷 75 mg/d，曲美他嗪片 20 mg、3 次/日"，间断有心悸发作，平均 1~2 次/年，输液治疗可好转。同期化验肝功能提示碱性磷酸酶、氨基转肽酶升高，抗线粒体抗体-M21（＋）具体不详，诊断"原发性胆汁性肝硬化"。给予口服"熊去氧胆酸 1 粒/天"，用药期间无厌油腻、皮肤黄染及瘙痒，无皮疹、关节肿痛，有腹胀、双下肢水

肿，无呕血、黑便。2013年复查血常规提示PLT降低，自行停药，此后未再复查及治疗，病情相对平稳，未重视。2017年10月出现腹胀，进食后加重，进食量减少为平素2/3，伴腹围增大、双下肢凹陷性水肿，晨轻暮重。2017年11月1日排黑色柏油样便2次，总量300 mL，无头晕、心悸、乏力、气短症状，未重视。11月3日感上腹憋胀、恶心、呕吐，呕鲜红色血液800 mL，含大量黑色血块，再次排柏油样稀便500 mL，伴头晕、出冷汗、心悸、全身乏力、面色苍白，行走需扶持，就诊于大同市某医院，行三腔两囊管压迫止血、药物止血，抑酸、输成分血等治疗，未再呕血。于11月4日转入我院急诊科，急查血红蛋白68 g/L，给予生长抑素降门静脉压、奥美拉唑抑酸、头孢曲松预防感染，输注红细胞4个单位、血浆400 mL，未再呕血，乏力好转，无头晕、心悸、胸憋、气短、咳嗽、发热等不适，可平卧位休息，为求进一步诊治就诊于我院消化科。

[既往史]　2017年2月晕厥1次，当地医院行头颅CT诊断为"陈旧性脑梗死"，无言语及肢体活动不利。

[诊断]　上消化道大出血，胃底静脉曲张破裂出血，内镜下硬化术后，内镜下组织胶粘堵术后，原发性胆汁性肝硬化，门静脉高压症，食管胃底静脉重度曲张，脾大，脾功能亢进，腹腔积液形成，自发性腹膜炎，冠心病，陈旧性心肌梗死，心功能不全，心功能Ⅳ级，低蛋白血症。

[治疗]　入院当日在胃镜室给予急诊硬化治疗术，内镜所见，距门齿20 cm处可见曲张静脉，迂曲结节状，约1.5 cm宽，红色征阳性，给予血管内注射2点，分别为20 mL、10 mL聚桂醇，无出血；胃底贲门可见静脉曲张，团状，红色征阳性，血管内给予止血治疗，手术过程顺利，退镜后患者感头晕、恶心、出冷汗，10点

50 分测血压 145/90 mmHg，心率 110 次/分，血氧饱和度 94%，随即感胸憋、气短，立即面罩吸氧、取半卧位，10 点 54 分再次测血压 168/100 mmHg，心率 122 次/分，听诊双下肺湿性啰音，考虑急性左心力衰竭，给予呋塞米 20 mg 入小壶，10 点 58 分测血压 208/120 mmHg，心率 140 次/分，给予 5% 葡萄糖 250 mL + 硝酸甘油注射液 10 mg，15 滴/分进行静脉滴注，根据血压调整，再次给予呋塞米 20 mg，血压、心率逐渐下降，半小时后胸憋、气紧症状缓解，再次测血压 108/70 mmHg，心率 102 次/分，血氧饱和度 98%。

病例分析

既往有冠心病高危因素、冠心病病史的患者，在发生消化道大出血后易并发心肌梗死。同时临床上也常见急性心梗患者合并消化道出血。有统计表明上消化道出血诱发急性心肌梗死发生率为 1.4%，发病与年龄、出血量、血红蛋白量有关，与出血病因无关。急性上消化道出血诱发急性心肌梗死的病理机制为：大量失血后导致的低血容量会引起心脏灌注降低、携氧血红蛋白数量减少，导致心脏供氧能力降低；另外患者在上消化道出血时可能会引起冠状动脉痉挛的情况，从而引起心肌梗死。与此同时，因大量失血代偿性心动过速要求更高的心脏需氧量，从而造成供求不平衡，这是导致心肌缺血的一大诱因。该病例为高龄患者，患有原发性胆汁性肝硬化，上消化道大出血，同时合并严重冠状动脉疾病（冠状动脉多支病变），导致冠状动脉急性缺血诱发急性心肌梗死。

上消化道出血合并心梗患者在临床中的表现并不明显，很容易出现漏诊，所以临床在检查时只能通过对心肌梗死症状的诊断进而判断患者是否为上消化道出血合并心肌梗死。心肌梗死在临床中的主要表现为胸痛，但是上消化道出血合并心梗患者在临床中胸痛发生率比较低，而心率快、气促等症状与失血性休克症状比较相似，因此对上消化道出血合并心梗的诊断非常困难。所以在临床诊断中要结合患者的所有症状、体征以及相关因素进行分析，避免出现漏诊、误诊，在上消化道出血患者的临床治疗过程中，要预防心肌梗死等心血管并发症的发生，定期检查患者的血压、血红白蛋白、肌钙蛋白等水平变化，早期发现合并心肌梗死的症状，及时给予患者相应的临床治疗，提高患者的生存率。

治疗上：当 AMI 合并上消化道出血时，首先要停用抗血小板聚集药物，到底停用氯吡格雷还是阿司匹林以及停用时间目前尚无明确答案。有证据表明阿司匹林抑制黏膜前列腺素的合成从而诱发溃疡形成；而氯吡格雷往往不引起新发溃疡的形成，仅延迟溃疡的修复。因此，有关 AMI 的指南中均提及，对阿司匹林禁忌者，可长期服用氯吡格雷。严重消化道出血的患者，可停用阿司匹林和氯吡格雷 24 小时，之后根据胃镜检查、血色素变化及黑粪减少情况等判断是否继续出血，如仍然出血，继续停用阿司匹林和氯吡格雷，直至出血停止再逐步恢复阿司匹林和氯吡格雷的应用，一般 1～2 天可恢复氯吡格雷的应用，如仍有出血可适当延迟；根据大便潜血是否阳性来确定是否在 1～2 周恢复阿司匹林的应用。该患者给予胃镜下硬化治疗，通过抑酸、生长抑素降门脉压、抗感染、保肝、利尿、成分血输注等治疗，患者症状改善，待出血症状好转后给予氯吡格雷治疗。

对于没有明显的出血症状，血红蛋白 > 80 g/L 或 HCT > 25% 时，不建议输血，大量失血患者可同时口服补铁。血红蛋白目标值为 90～100 g/L。

📋 病例点评

　　肝硬化上消化道大出血合并急性心肌梗死为临床重症，两者合并存在时，病死率明显升高。消化道大出血时急性心肌梗死的表现极易被消化系统的原发病掩盖，从而被忽视，临床易误诊或漏诊。肝硬化上消化道大出血合并急性心肌梗死发病的可能与以下因素有关：一方面，患肝硬化时体循环血流动力学代偿不足，心率逐渐加快，心肌耗氧量增加，加上消化道出血所致有效血容量减少，使全身循环动力学受到严重影响，冠状动脉压明显降低，冠状动脉供血量减少，同时肝功能损害、体内扩血管物质降低，心脏通过增加心率和心搏量维持血压，高醛固酮血症引起钠水潴留，加重心脏负荷，从而导致心肌细胞增大和心肌间质纤维化，使心肌供血减少；另一方面，肝硬化晚期患者血浆内皮素-1（ET-1）水平可代偿性升高，同时有效血容量的减少也能刺激分泌ET-1，从而致冠状动脉痉挛、狭窄。

　　肝硬化上消化道大出血合并急性心肌梗死的临床处理颇为棘手，两者在治疗上是有矛盾的，急性心肌梗死治疗主要是溶栓及抗凝，而消化道出血合并心肌梗死后不适合应用此治疗方法，一般止血药由于易致血小板凝集，易形成冠状动脉内血栓，故应慎用。在抢救上消化道大出血时，若心肌梗死症状不典型，患者出现烦躁易被误认为是肝性脑病，患者出现心源性休克易被误认为是失血性休克。因此在救治肝硬化上消化道大出血时，要严密观察患者生命体征、进行心电图检查和血清心肌酶检测，以及时发现心脏并发症，使患者得到及时有效的治疗。